六穴疗疾之道
脏腑全息针法图解

The 6 Acupoints Therapy
Zang-Fu Holographic
Acupuncture Illustrated Guide

［新西兰］·王信宜

Eric Wang

著

湖南科学技术出版社·长沙

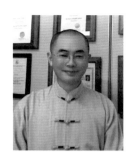

关于作者　王信宜 Eric Wang

作者毕业于台湾省中山大学中文研究所，曾在台湾省任职八年的高中语文老师。2004 年定居新西兰后，踏上中医的研究实践之路。多年来精研中医针灸，体悟发明出一套新针法——王氏脏腑全息针法，多次应邀至新西兰中医药针灸学会（NZCMAS），为当地的中医师进行"王氏脏腑全息针法"讲座。著有《六穴治百病，一本就上手：王氏脏腑全息针法的理论与应用》繁体字版。

学历　新西兰中医学院（NZCCM）中医 & 针灸学士
台湾省中山大学中文研究所硕士
台湾省中山大学中文系学士

经历　"王氏脏腑全息针法"创始人
新西兰持牌执业中医师

顶礼感恩古今中医前辈开示针法智慧

也感恩父母与妻子的鼓励与护持

推荐序

　　王医师的这本著作《六穴疗疾之道——脏腑全息针法图解》，在众人的翘首企盼下，终于付梓行世，这实在是读者的福气，也是中医针灸界的幸事，这绝对是一本值得珍视且要熟读的好书。

　　王医师在中医及针法上的造诣颇深，以学术研究的精神态度，不断地在这些领域中深造，且其领悟整合力极强，能把复杂的学问，用清楚简单的方式表达，让读者能借由他的领悟与总结，清楚且迅速地将这些知识融会贯通。

　　他融会整合了谭氏平衡针法、董氏针法、传统针法的合穴及太极全息观点，再加上长期不断用心地体悟与实证，在经脉平衡的原理中，发展出他的一套独特针法——王氏脏腑全息针法。这套针法取用固定的穴位，免去烦琐的各种配穴法，站在经脉平衡的高度，可以引气至患处，而通治痛症与脏腑病，是一套执简驭繁，颇具殊胜性的新针法系统。

　　在针灸的历史中，从未有以固定的穴位，可通治痛症及脏腑疾病的针法。这套"王氏脏腑全息针法"可说是千百年来，针灸史上了不起的发明。自2016年王医师发明出这套针法后，即不断地实践及推广，无论是从理论或实践效果而言，都有其逻辑性及可重复验证性。

　　虽说目前针灸界的针法理论学说众多，每一种针法都有其独特之处，但就学习上而言，没有一套针法，能像王医师的这套"王氏脏腑全息针法"，可以在短时间内就能学会，无须记忆各种烦琐的穴位，及各种穴位的主治功能及其配穴。坊间许多的针法学习课程，必须经过初级班、中级班、高级班到面授班等课程，学习者需要花费大量的时间及金钱。但王医师的这套针法，仅需数小时，就可学会其理论及操作方法，无须花费大量的时间及金钱。此外，在实际操作上，不但疗效良好且风险性极低。

王医师经常受邀于新西兰中医药针灸学会（NZCMAS），在新西兰中医学院（NZCCM）进行"王氏脏腑全息针法"的讲座及培训班。在场的都是当地的老中医及中医学院的师生，王医师通常会在演讲开场后，就会邀请十位有肩背痛的中医师上台接受治疗，当场扎针示范，这是一个展现真功夫的时刻，若不是技艺超群，且对其针法深具信心，岂敢在中医高手云集的现场直接操作？

王医师仅用几个同样的穴道，通治颈背痛、腰痛、脚踝痛等痛症，每次的效果都是立竿见影，当场折服众人，令人惊艳、欣羡不已，真的是"行家一出手，便知有没有"。这是针灸医师所希望能企及的功力，毕竟每位针灸医师，都希望自己的扎针技术，能够达到立竿见影的效果。这套针法在针灸界绝对值得引起高度的重视，对针法的推广意义重大，无论是对针灸医师的针法技术或患者的福祉，都会产生极大的贡献。

本书的第二篇到第五篇，王医师将传统针法、谭氏平衡针法、董氏针法、合穴及太极全息观点，做了扼要性的重点叙述，为不具中医针法背景的读者，建立基础的知识，也能够概要性地了解这些针法的特点、合穴的概念及太极全息观点。在第五篇中，他也详细地叙述了十二经脉的合穴穴名意义、位置及其按摩功效，以帮助读者对合穴有更深入的认识。

本书第六篇，王医师清楚明确地详述，"王氏脏腑全息针法"是以合穴倒马针作为治疗的核心思维，站在平衡调气的高度，以达"信息全息平衡"。并说明与谭氏平衡针法、董氏针法，在理论与操作上的歧义之处。

在行针手法上，王医师也提出了他所体悟出的"王氏通气破结针法"，此法强调不能仅停留在传统针法所要求的"得气"阶段，尤其是在痛症的治疗上，一定要做到"通气破结"。经脉上凝滞不通的气结或筋结，一经"通气破结"的手法通破后，患者的疼痛会顿时消失或缓解，这是一个颇为新颖的学术观点，也确实具有临床疗效，非常令人赞叹。

本书第七篇，王医师将他所体悟的"王氏脏腑全息针法"，不藏私地将其中的各种秘法倾囊相授，包含经脉组合、穴位定位、操作方法、针法的殊胜性、经验分享……本书第九篇，他也将其针法的适应证、痛症医案、内科杂病与脏腑病医案、针法须知等与读者分享。由此可知，这是一套非常完整的针法体系，包括了详细完整的针法理论，及具体的操作步骤与方法。

本书第十篇，由饮食习惯、生活方式及心态的调整，探讨如何实践养生之道。王医师也分享了平日建议患者所做的保健功法，这些内容非常实用，可作为治疗上的配套措施参考。

感恩王医师无私地分享他所体悟的这套宝贵针法，相信大家只要愿意用心深入地学习研读本书，就能领悟其针法精髓，在此书籍出版之际，心中满怀欢喜赞叹，乐为之序。

新西兰持牌执业针灸师　张家荣

于新西兰奥克兰

自序

　　本书是为了广大的中医针法爱好者及针灸医师所写，但好消息是即使是不具备中医针法知识的读者，也都能看得懂本书，阅读理解后就能立即上手操作。

　　本书是以简单清楚、条理分明的方式，介绍作者所创造的这套"王氏脏腑全息针法"。人人可在家自学，自助助人，无须精研复杂深奥的中医理论，也无须背诵数百个穴位的主治功能，也不用劳心费神地记忆何种证型要用何组配穴，只要运用本书所提供的六个穴位组合，就可以通治痛症与脏腑病，简单易懂可快速上手操作，可省去数年辛苦学习的光阴岁月。亦可让已经通晓针法及穴位的针灸医师如虎添翼。施针后数秒内，患者通常就能感到疼痛顿减，此针法施治不但能让患者满意，也可以让针灸医师对针法充满信心。

　　在作者的诊所里，许多原本愁容满面的患者在扎完针后，作者轻拍患者的患处，并询问他们现在的感觉如何？患者往往会睁大眼睛惊讶地对着作者说："这真是太神了！""我的天啊，我的疼痛消失了""您是怎么做到的？"而作者每天在诊所中所使用的神奇针法，就是作者所发明的"王氏脏腑全息针法"。

　　在作者发明出"王氏脏腑全息针法"后，自 2016 年起，作者即陆续多次应邀至新西兰中医药针灸学会（NZCMAS），在新西兰中医学院（NZCCM）进行了多次"王氏脏腑全息针法"的讲座及培训班。回到自己的中医母校演讲，对作者而言是一项殊荣。在演讲的过程当中，最具挑战性也是最重要的部分，是当场示范实作的部分，示范出来的效果，才能够让参与的学员信服，毕竟实践才是干道。

在场的许多听众，都是经验老道的中医师，能让他们信服的唯有精湛的医术。作者在演讲开场后，就会邀请十位有肩背痛、腰痛的听众学员上台，由作者当场扎针示范，扎完针后请他们动一动患处，疼痛通常都能立即消失或缓解，治疗效果相当迅速显著，也让学员在惊讶震撼之余，引发了学习的兴趣。

有一次，一位学员的脚踝已经扭伤一年，但扎完针后立即得到缓解，且在20分钟后疼痛完全消失。每次在讲座中接受治疗的学员，基本上都得到立即性的缓解，效果令人相当惊讶！

作者所发明的这一套针法，除了受到谭特夫老师"谭氏平衡针法"的启发外，也融合了董景昌老师"董氏针法"的部分理论，及传统针法理论合穴及太极全息的观点。在发明创造这一套针法的过程中，作者常祈求古代针法前辈赐予作者智慧灵感的加持，最后才得以幸运地将这些灵感与作者个人的体悟，整合出这一套全新的针法理论与操作方法。

从古至今，没有一套针法是不讲配穴的，也没有一套针法是可以用固定的穴位，通治痛症及脏腑疾病。因此，这可以说是一种针法的革新性发明，但这也要感恩这些针法前辈们的启迪及智慧加持，需要向他们顶礼致敬。

在古代，针法的传承是"非人不传"，主要是怕所传非人而遭误用，或仅运用这些医术敛财。作者也曾打算"非人不传"，但一想到从古至今有多少的秘法，就因为非人不传，或只传给自己孩子的观念，最终导致这些秘法失传，而令人扼腕。

因此，作者决定推广这套针法，让更多的人能够受益。曾经参加过作者的针法讲座，或是阅读本书的读者，就是与本针法有缘，有缘且志同道合的人，自然能与本针法契应。

作者的这套针法简单易懂，六针可治百病，读者若能将本书的内容反复研读，深入地领会体悟，并多加以实践，自然熟能生巧，不但能够帮助自己，也可以帮助别人。希望将来有机会将这套针法，推广到一些缺乏医疗资源的地区或国家，对穷困无力就医的人能有所助益，这就是作者最大的心愿。

新西兰持牌执业中医师　王信宜

于新西兰奥克兰

王氏脏腑全息针法——是由新西兰的王信宜中医师所发明的一套创新针法系统理论。此针法为王医师的体悟与实证，并融会整合谭氏平衡针法、董氏针法、传统合穴及太极全息相应的部分理论观点，所总结发明出的新针法理论及方法。此法着重在肘膝关节合穴附近经气深聚处扎针，除了可迅速治疗一般痛症外，并可同时提升脏腑能量。

王氏脏腑全息针法其不同于其他针法之最大特色，是在于它采取着固定的穴位，免去烦琐的各种配穴法，且通治脏腑病，是一套执简驭繁之殊胜性的新针法系统。

王氏脏腑全息针法也提出了一个新的针法学术观点，即不能仅停留在传统针法所要求的"得气"阶段，尤其是在痛症的治疗上，一定要做到"通气破结"。在本书中，王医师也会介绍他所体悟出的"王氏三维通气破结行针法"（简称王氏通气破结针法），只要能做到通气破结，气结一通，疼痛会立即消失或缓解，治疗效果立竿见影。

王氏脏腑全息针法是站在平衡调气的高度上，以"合穴倒马针"作为治疗的核心思维，而达到"信息全息平衡"。无须强记各种穴位的主治功能及复杂的配穴，不但具有简易高效的临床操作性，也是异病同治的具体展现，对许多病症均能起到显著的疗效。对于一些复杂不易辨证的疾病，此针法更能展现其优越性，因其可同时平衡十二条经脉，所以亦可在不易辨证的情况下，起到相当的疗效。

　　王信宜中医师，台湾省中山大学中文硕士，曾在台湾省任职高中语文老师八年。其于大学期间，即对中医产生浓厚的学习兴趣，并开始研究中医理论及针法。2003 年参加中国国家中医药管理局所举办的国际针灸医师资格考试，取得国际针灸医师 A 级证书。2004 年王医师移民新西兰，在同年进入新西兰中医学院（NZCCM）修习中医针灸，2008 年毕业于新西兰中医学院，取得国家证书，并开始持牌执业。2012 年取得新西兰中医药和针灸学士学位。

　　经过多年的中医理论和针法学习后，王医师有感于中医针灸理论博大精深，实不易熟习掌握，且穴位主治功能过于繁复，让许多有志学习中医者望而却步，甚至经过多年学习后，仍缺乏单用扎针就能治病的信心。因此，王医师不断地思索研究，冀能创造出一套执简驭繁的针法系统。

　　王医师后来学习了谭特夫老师的谭氏平衡针法，得到很大的启发，开始以经脉的平衡思维，取代过去穴位的主治功能思维。在这样的基础上，经多年的苦思体悟与实践，王医师终于悟出了一套新的针法系统，并将此法命名为"王氏脏腑全息针法"。此针法的特色，是在于采取着固定的穴位，可免去烦琐的各种配穴法，且能通治脏腑病，是一套执简驭繁之殊胜性的新针法系统。

　　从 2016 年起，王医师多次应邀至新西兰中医药针灸学会（NZCMAS），进行"王氏脏腑全息针法"的讲座和培训班，已嘉惠了许多的针法医师及患者，并开拓出一个崭新的针法新纪元。

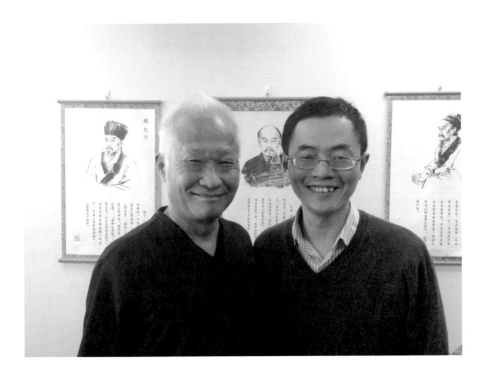

王信宜医师（右位）与谭氏平衡针法发明人谭特夫老师合影

THE NEW ZEALAND CHINESE MEDICINE AND
ACUPUNCTURE SOCIETY INC.

纽西兰中医药针灸学会

Ongoing Education Certificate

This is to certify that

Mr. Eric Wang

Presented 3 hours of Continuing Professional Development

On Saturday, 26ᵗʰ January 2019

On the topic of

**The Theory & Application of Eric Wang's Zang-Fu Holographic
Acupuncture Method
(Speaking in English)**

at New Zealand College of Chinese Medicine,
321 Great South Road, Greenlane, Auckland

Issued by: *Yan*
Administrator

THE NEW ZEALAND CHINESE MEDICINE AND
ACUPUNCTURE SOCIETY INC.

新西兰中医药针灸学会

Ongoing Education Certificate

This is to certify that

Eric Wang

Presented 3 hours of Continuing Professional Development

On 15 November 2020 (Sunday) from 6.00pm-9.15pm

On the topic of

**Eric Wang's Zang-Fu Holographic Acupuncture theory &
application**

At 321 Great South Road, Greenlane, Auckland
In Chinese

Issued by: *Regina Huang*
Administrator

王信宜医师于 2019 年，在新西兰中医药
针灸学会（NZCMAS）的演讲讲座证书

王信宜医师于 2020 年，在新西兰中医药
针灸学会（NZCMAS）的演讲讲座证书

THE NEW ZEALAND CHINESE MEDICINE AND
ACUPUNCTURE SOCIETY INC.

新西兰中医药针灸学会

Ongoing Education Certificate

This is to certify that

Hsin-I (Eric) Wang

Presented 3 hours of Continuing Professional Development

On 12 June 2022 (Sunday) from 6.00pm-9.15pm

On the topic of

**Eric Wang's Zang-Fu Holographic Acupuncture theory &
application**

**Seminar through ZOOM connection
In Chinese**

Issued by: *Stella zheng*
Administrator

王信宜医师于 2022 年，在新西兰中医药针灸学会（NZCMAS）的演讲讲座证书

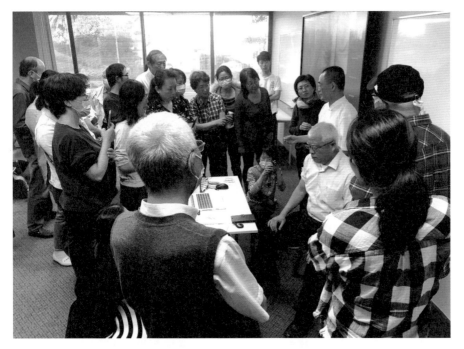

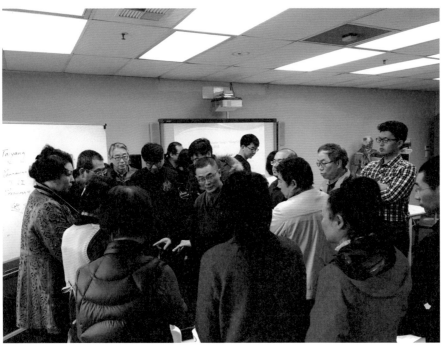

王信宜医师在新西兰中医药针灸学会（NZCMAS）进行"王氏脏腑全息针法"讲座照片

目录

第一篇

———

前言

———

在长期的临床实践中，作者总结归纳了影响身心平衡的两个关键因素，一为能量低落，二为能量堵塞，而且这两个因素又会互为因果。在身体能量低落的情况下，能量流动缓慢而造成经脉与脏腑的堵塞，堵塞后又造成了能量更为低落，在这样的恶性循环下，也导致了身体的许多功能无法正常运作。

因此，如何提升身体的气血能量，及疏通经脉与脏腑的能量堵塞，是重要的健康课题。而作者所发明的"王氏脏腑全息针法"，正可为以上所提及的两大健康课题，提供有效的解决之道。本针法除了可迅速治疗一般痛症，缓解各种肌肉及关节疼痛的问题外，且能通治脏腑病。对于处于亚健康状态的人群，则可提升全身气血能量，强化自身免疫力。

在本书中，会以简单易懂且条理分明的方式叙述说明"王氏脏腑全息针法"，让读者能在最短的时间内，熟悉掌握这项针法的理论与操作，即使是没有中医针法背景的读者，也能一读就懂，理解之后就能加以运用操作。

在目前的针法界中名家辈出且针法各异，诸如传统针法、谭氏平衡针法、董氏针法、脐针、腹针、腕踝针、头皮针、手针等。就如同八仙过海各显神通，各家均有其特色。

作者认为一项针法要能普传于世，至少要具备以下三种条件：其一，要具备实战能力，操作使用上要真能见到疗效，即"实践才是王道"。其二，要简单易学且容易上手，即使是没有老师当面传授，也能够自我学习。无须花费大量的时间与金钱，去参加初级班、中级班、高级班、面授班等讲座课程，这些开销也不是人人都可以负担得起。其三，安全性要高，所扎的穴位，必须是极为安全的穴位，不会对身体造成伤害。如在传统针法中，针刺头颈部的风池穴或眼睛周围的睛明穴或背部的背俞穴……若是没有专业老师的正确指导，对穴位针刺过深或针刺角度错误，都会对身体造成伤害。

而作者所发明的"王氏脏腑全息针法"，完全符合以上的三种条件。其一，这套"王氏脏腑全息针法"经得起验证，实战效果强。每当作者应邀至"新西兰中医药针灸学会"（NZCMAS），在"新西兰中医学院"（NZCCM）进行"王氏脏腑全息针法"的讲座及培训班时，作者在开场后就会邀请十位有肩背痛、腰痛的听众学员上台，由作者当场扎针示范，扎完针后请他们动一动患处，治疗效果都是相当迅速，让学员在惊讶震撼之余，引发了学习的兴趣。

台下的听众学员，有许多前辈是作者在校时的中医老师，以及在新西兰执业多年的老中医，若不是看到真正立即性的显著疗效，也很难引起他们的学习兴趣。为什么作者这么有信心，敢在经验老道的中医师面前示范，这也是由于作者天天都使用这套针法为患者治病，已经积累了大量的治疗经验，与无比的信心。

传统针法是属于单一目标、单一思维的治疗法，在治疗上有其针对性，如要治疗头痛就是单治头痛，无法做到既能治头痛，同时又可治腰痛、膝盖痛等痛症。而"王氏脏腑全息针法"是站在平衡调气的高度在治病，以"合穴倒马针"作为治疗的核心思维，合穴的能量强大，再加上结合使用作者所发明的"王氏通气破结针法"后，引气至患处，气引至何处，就可治到何处。即便患者有多个部位的疼痛，可在主要痛症的部位得到缓解后，再引气到下一个疼痛的部位。

有一位 75 岁的女性患者，就诊时被西医诊断为风湿性多肌痛症（Polymyalgia rheumatica），已疼痛 5 个月，觉得身体非常僵硬，移动困难，所有的大关节均感疼痛，手也不灵活，右侧较左侧严重，就诊时肩膀、手指及脚踝均感僵硬不适。作者考虑患者的疼痛为全身性问题，先以三寸针，扎其左侧大肠经的曲池合穴倒马以透穴，由于大肠经为阳明经，是一条多气多血的经脉，对活络全身气血较有帮助。接着扎其左侧三焦经与小肠经的合穴倒马，并轻拍她的肩膀，患者的肩膀疼痛顿减，令她颇为惊讶。接着轻拍她的脚踝，并请她走动一下，她又再次感到惊讶，因其脚踝的疼痛也大减。接着轻拍她的手腕，拔伸一下手指，患者的手部立即感到灵活舒畅，患者直呼神奇。此例即具体地展现"王氏脏腑全息针法"的优势，将气引至何处，病就可治到何处，可同时治疗多种痛症。

其二，"王氏脏腑全息针法"简单易学且容易上手，讲授时间再加上示范操作，在几小时内就可完成。即使读者无法参加"王氏脏腑全息针法"的讲座研习，也能够在家自我学习。作者相信"大道至简"，"王氏脏腑全息针法"将针法化繁为简，并可执简驭繁。作者的心愿是要帮助世人远离疾病苦痛，所以愿将秘法公开并加以推广。有心学习的人，只要用心学习几小时，就能了解其中奥妙，后续只是再借由不断地实践，以增加对此针法的体悟与信心。

其三，"王氏脏腑全息针法"所使用的穴位，都在肘膝关节的周围，这些区域非常安全，且一般所使用的针具长度，大多是一寸半的针，所以非常安全。

"王氏脏腑全息针法"虽具备可普传于世的条件，但未来发展如何则随顺因缘，作者仅是尽一份心，希望能对社会尽一点绵薄之力。

作者在新西兰执业中医多年，深感针灸医师所面临最大的危机及困境，并非是来自于其他的治疗师行业，如物理治疗师、整脊师……行业的竞争，而是来自于针灸医师自身的信心危机，对扎针取得疗效的信心有多少。

作者在刚开始行医的数年间，也是使用中医学院体制所教导的传统针法、刮痧、拔罐、推拿、中药蒸气等疗法，对患者进行综合治疗。在这样的综合治疗下，患者对于疗效是挺满意的，但作者当时其实也很怀疑扎针的效果究竟有多少，甚至认为光是刮痧的效果，恐怕都会比扎针好，扎针似乎只是在做做样子，缺乏单用针法就可治病的信心。自己都不太相信将针扎在这些穴位上，即可针到病除，或使痛症得到立即性的缓解。当时扎针必须得要配合其他的刮痧、拔罐、推拿等疗法，做综合治疗才行，但究竟患者的病是怎么治好的也说不清楚。

后来在某个机缘下，长居于美国的谭特夫老师，连续两年来新西兰推广他的"谭氏平衡针法"，作者也有幸地参与了谭老师所讲授指导的核心基础班及进阶研习班，那也是谭老师最后一次来新西兰教学，隔不到两年，他就仙逝了。

学习谭氏平衡针法，可说是作者在中医行医之路上的转折点。徐志摩曾说："我的眼是康桥教我睁的。"作者必须恭敬地说："我的针法之眼是谭氏平衡针法教我睁的。"学习谭氏平衡针法后，作者才知道原来还有这种经脉平衡的治疗思路，与中医学院所教授的传统针法方式大相径庭，实在是不可思议。虽然现在作者都是采用自己发明的这套"王氏脏腑全息针法"在治病，但作者必须要礼敬谭老师，感恩谭老师在平衡针法上的启迪。

在学习谭氏平衡针法后，作者受到相当大的启发，开始思索如何用经脉平衡的方式治疗患者，而不是像之前针刺传统穴位的操作法，只是用几个特定穴或是经验穴治病，没有一套整体性的架构与系统的逻辑性。

谭老师曾说过，学习过谭氏平衡针法的针法医师，最后大概只会剩下三成的学习者，会继续使用平衡针法的思路治病。七成的学习者最后还是会回到传统针法的老路子上。究其原因，其一是对平衡针法的信心不足，不太相信可以透过远端取穴以达经脉平衡，而不用在疼痛的患处上扎针；其二是对自己过去所拥有的技术难以放下；其三则是怕使用了新方法之后，自己先前的患者会流失。因为先前在治疗患者时，除了扎针之外，还会辅以拔罐、刮痧、推拿、中药蒸气等疗法，看起来是治疗内容丰富且服务周到的整体配套，如果现在只剩下扎针，而不辅以其他疗法，患者难免会有落差感，感觉服务质量变差了，也会导致患者的流失。

作者当然也曾有过这样内心的挣扎过程，但幸好与患者做好良好的沟通，取得信任后，渐渐地对大多数的患者采用谭氏平衡针法治疗，在取得立即显效的前提下，患者也乐于接受，就这样作者以谭氏平衡针法，取代了原本使用的传统针法与其他的辅助疗法，转型成功而成为一位真正的针法医师。

在实践谭氏平衡针法的过程中，治疗痛症的效果可以说是非常好，操作方法亦是简单易懂。但在内科杂病与脏腑病的治疗上，以谭氏平衡针法而言，必须要先辨别各种疾病的症型，且根据所采用的八卦法、季节卦、五行卦等不同方法，需随之选用不同的穴位。也需根据不同人格特质的患者，而选择不同的治疗模型，其法颇为复杂深奥。针对这些精深较难理解之处，作者就在思索有没有可能创造出一种更为简便的方式，只需一种治疗模型，就能治疗所有的疾病证型，及不同人格特质的患者。

此外，作者也深受董景昌老师"董氏针法"的启发，从中学习了许多实用有效的治疗思路及操作方法。因此，作者也不断地思索，是否能将传统针法与这两位针法大师的长处做出结合，并创造出一种可执简驭繁且操作简便的新针法。作者心中祈求这些针法前辈大师们的指引，给予作者智慧与创造力的加持，经过不断的体悟实践及改良，最后总结发明出这一套"王氏脏腑全息针法"。

"王氏脏腑全息针法"是一套易学、易懂、易精通的针法，不同于传统针法需要背诵数百个穴位的主治功能，也无须记忆烦琐的配穴。而是站在平衡调气的高度，以"合穴倒马针"作为治疗的核心，借由"信息全息平衡"，引气至患处，可同时处理多部位的痛症及脏腑病，这是一套极为高效便捷，且能执简驭繁的针法。

"王氏脏腑全息针法"是一套完整的针法系统，虽然目前还在起步推广的阶段，但其理论与操作法则均已成型且成熟，在此愿将此秘法公开，愿有缘的读者与医者，能共同弘扬本针法，一起为世人的健康，尽一份心力。

第二篇

简介

传统针法与十二经脉

由于本书的设定，是要让即使不具中医针法基础的读者，也能一读就懂，懂了之后就能立即操作。因此，对于中医传统针法的基本手法、针刺角度及注意事项，也会略加介绍。传统针法中有诸多复合式手法，如烧山火、透天凉、青龙摆尾、白虎摇头、苍龟探穴……由于与王氏脏腑全息针法无关，在本篇中不做探讨说明。对这些针法内容有兴趣深入了解的读者，可再自行阅读相关书籍。

一、传统针法的基本手法与注意事项

（一）针刺疗法

所谓的"针刺疗法"，是指在经络的穴位或患处，以针具施以针刺手法，以预防或治疗疾病的方法。针具的种类繁多，除了一般传统所使用的毫针、三棱针、皮肤针等针具外，也包括了现代所发明使用的针刀、水针、穴位埋线、激光针等。

无论是传统的体针，或是属于全息微系统的耳针、头皮针、腕踝针、鼻针、足针、面针、腹针、脐针，或是强调奇穴的"董氏针法"、强调经脉平衡系统的"谭氏平衡针法""王氏脏腑全息针法"，虽其在针法的理论系统，及施针部位上有所不同，但都是属于针刺疗法的范畴。

在本篇中的探讨，主要是以毫针为主，不涉及其他的针具或放血疗法。

（二）针刺疗法的步骤与得气原则

以传统体针的针刺疗法而言，在明确的辨证诊断后，会选用相对应的穴位及配穴做针刺调节。针刺穴位后，医者会感觉到手下的针有沉紧感，患者也会产生酸麻胀重之感，此即"得气"。古人对"得气"的感觉叙述，形容为"如鱼吞钩"之感，就好像是钓鱼时，鱼吞到鱼钩的感觉。若是医者针下空虚而无沉紧感，且患者的扎针部位也没有酸麻胀重之感，则必须要透过行针手法，以加强循经感传的针感，或是采取"留针候气"之法，将留针的时间延长，以等待得气感的到来。

针刺的步骤如下，进针后可采取基本的行针手法，如捻转法、提插法等，并可加以弹法、刮法、摇法、搓法、飞法和捣法等辅助手法，其目的是在加强循经感传的针感效果。在基本针刺手法的基础上，针对患者的体质或疾病性质，还可加上补泻手法，临床上有六种常见的补泻手法，为捻转补泻法、提插补泻法、迎随补泻法、徐疾补泻法、呼吸补泻法、开阖补泻法，下文会加以介绍。

（三）基本针刺手法

透过针刺手法，以达"得气"的目的，也可维持和加强针感，并可达阴阳平衡、疏通经络、补虚泻实等作用。

基本的针刺手法，可分为"捻转法"和"提插法"两种。

1. 捻转法

"捻转法"即当针扎入穴位一定深度后，医者用拇、示两指夹住针柄，并将针柄来回旋转捻动。顺时针和逆时针方向的捻转幅度和速度需相等，且要反复捻转并均匀施力。捻转的幅度和频率，可根据患者的体质及

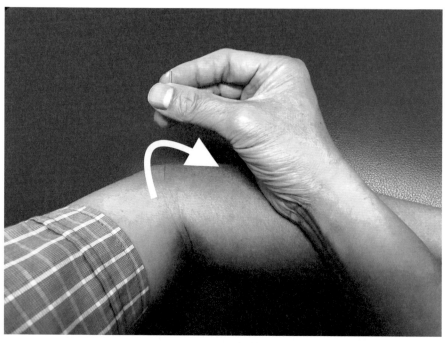

顺时针方向的捻转

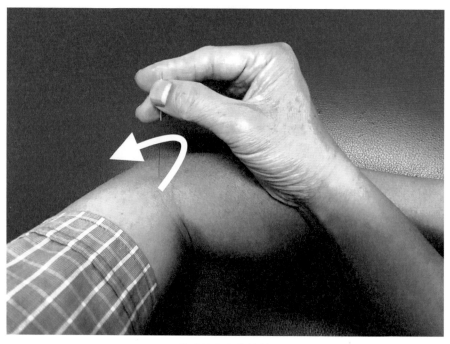

逆时针方向的捻转

病情来决定。一般而言，捻转的幅度小、频率慢、刺激量小者为"补法"，适用于虚证和慢性病；反之，捻转的幅度大、频率快、刺激量大者为"泻法"，适用于实证和急性病。捻转的幅度，一般掌握在 180°～360°，不要做太大幅度的捻转，以免刺激量过大，而造成患者疼痛、惊吓，甚至晕针。

2. 提插法

"提插法"即当针扎入穴位一定深度后，医者用拇、示两指夹住针柄，并将针柄上提和下插。将针上提和下插的幅度和速度需相等，且要反复提插并均匀施力。提插的幅度和频率，可根据患者的体质及病情来决定。一般而言，提插的幅度小、频率慢、刺激量小，且重插轻提者为"补法"，适用于虚证和慢性病；反之，提插的幅度大、频率快、刺激量大，且轻插重提者为"泻法"，适用于实证和急性病。原则上虽说如此，提插的幅度和频率，还是不宜过大或过快，以免刺激量过大，而造成患者

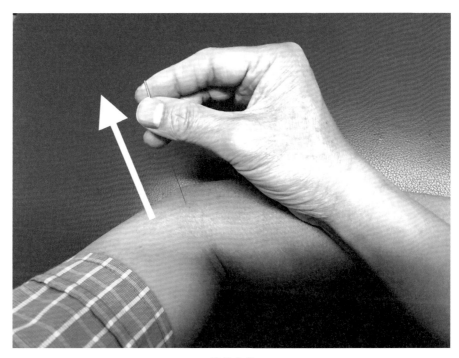

将针上提

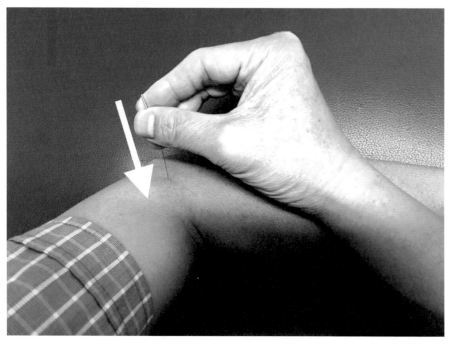

将针下插

的不适感。

在临床治疗上，"捻转法"和"提插法"亦可加以结合，做综合应用。

（四）辅助手法

传统针法在毫针施针的辅助手法上，有弹法、刮法、摇法、搓法、飞法和捣法等方法，其目的是在加强循经感传的针感效果。

1. 弹法

弹法是医者以手指轻轻弹动针柄（针尾），使针尾微微震颤晃动。

2. 刮法

刮法是医者以拇指抵住针尾，然后用示指指甲由下而上轻刮针柄。

3. 摇法

摇法是医者使针体直立或卧倒后，轻轻摇动针体。

4. 搓法

搓法是医者将针体向同一方向捻转，以增强刺激。

5. 飞法

飞法是医者将针大幅度的捻转后，然后将持针的拇指和示指瞬间张开，似飞鸟展翅状，并将该手法反复多次。

6. 捣法

捣法又称"雀啄法"，针刺到一定深度得气后，将针尖在原位做小幅度的上下快速提插，如雀鸟啄食状。

在"王氏脏腑全息针法"的针刺手法上，不采用传统针法中加强循经感传的辅助手法，而是应用作者所发明的"王氏通气破结针法"，有关该针刺手法，在第六篇会有详细的说明。

（五）补泻手法

传统针法在毫针施针的补泻手法上，临床上有以下六种常见手法，为捻转补泻法、提插补泻法、迎随补泻法、徐疾补泻法、呼吸补泻法、开阖补泻法等。

1. 捻转补泻法

前文已提及，在针下得气后，捻转的幅度小、频率慢、刺激量小者为补法；而捻转的幅度大、频率快、刺激量大者为泻法。

2. 提插补泻法

前文已提及，在针下得气后，提插的幅度小、频率慢、刺激量小，且重插轻提者为补法；而提插的幅度大、频率快、刺激量大，且轻插重提者为泻法。

3. 迎随补泻法

进针时，若针尖顺随着经脉循行的方向刺入为补法；反之，针尖逆迎着经脉循行的方向刺入则为泻法。以针刺虎口处的手阳明大肠经"合谷穴"为例，由于手阳明大肠经的经脉走向，是从示指往上走到头部，所以

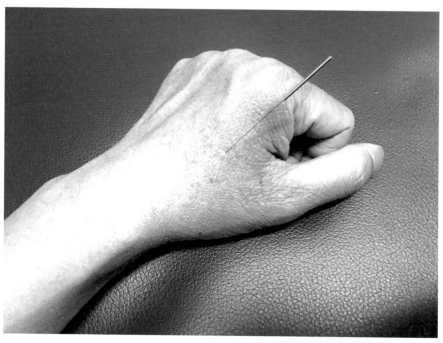

针尖朝向手腕方向刺入为顺行（随法），即为补法

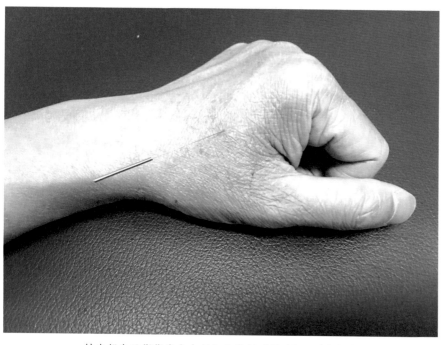

针尖朝向示指指尖方向刺入为逆行（迎法），则为泻法

若将针尖朝向手腕方向刺入为顺行（随法），即为补法；反之，若将针尖朝向示指指尖方向刺入为逆行（迎法），则为泻法。

4. 徐疾补泻法

进针时先在浅部候气，得气后徐徐刺入，稍做捻转，而出针时疾速者为补法；而进针时疾速刺入，一次到位进入应刺的深度候气，多做捻转刺激，出针时徐徐分层而退者为泻法。

5. 呼吸补泻法

患者呼气时进针，吸气时出针为补法；吸气时进针，呼气时出针为泻法。

6. 开阖补泻法

出针后迅速按住针孔，使气不外泻者为补法；出针时摇大针孔而不立即按住针孔，使气外泻者为泻法。

此外，还有一种略带争议性的"平补平泻法"，即进针得气后，均匀地提插或捻转后即可出针。但有些中医师不认同有"平补平泻法"的说

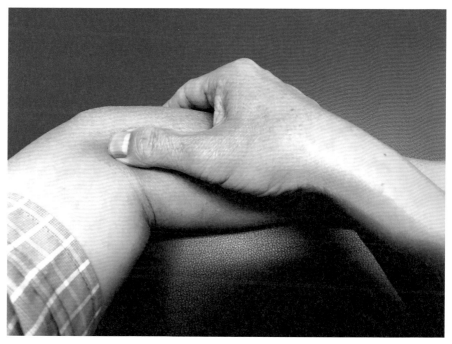

出针后迅速按住针孔，使气不外泻者为补法

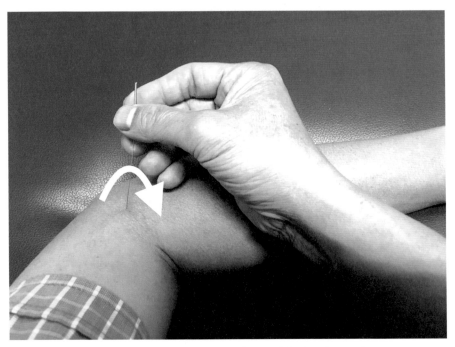

出针时摇大针孔而不立即按住针孔，使气外泻者为泻法

法，认为针刺的作用，是在调节经络虚实，非补即泻，"平补平泻"的概念没有意义。在此只是让读者知道有这个说法，当作参考。

（六）针刺角度及注意事项

（1）需使用一次性真空杀菌的针具。

（2）学习传统针法的初学者，切勿针刺风险系数高的穴位。对于一些胸部及上背部的穴位，需采取15°～45°的角度斜刺，不可直刺与深刺，以免造成气胸的危险。

（3）患者若是太过虚弱，或在饱餐、饮酒后的情况下，皆不宜扎针。

（4）不可在孕妇的下腹部、腰部、尾骶骨等处扎针。

（5）使用"捻转法"时，不可做太大幅度的捻转，以免刺激量过大，而造成患者的疼痛、惊吓，甚至导致晕针。也不可只做单一方向的捻转，以免造成肌肉纤维缠绕在针体上，而造成滞针的现象。同样地，使用

"提插法"时，提插的幅度和频率，也不宜过大或过快，以免造成患者的不适感。

（6）不可将整个针体扎入肌肉中，至少要留 1/3 长度的针体在体表外，万一针体折断时，仍可将其从体表外取出。

（7）出针时，若发现有滞针的情况时，要沉着不可惊慌，可先取出其他部位的针，再回过头来起出滞留之针；亦可先按摩患者的其他部位，待患者转移注意力后，再将滞针起出；或将该滞针留置在原位，过数分钟后，待针下的肌肉松弛后，再将针取出。

（8）若患者出现晕针现象，须迅速将所有的针取出，让患者平躺，喝温水或人参水补气，若患者已晕厥，须立即以指甲掐其人中穴使其苏醒。对易晕针的患者而言，最好是选择仰躺的扎针体位，以避免晕针。

二、十二经脉简介

前文提及扎针是扎在经络上，而经络的范围极广，如十二经脉、十二经别、奇经八脉、十五络脉、十二经筋、十二皮部等。既然谈到"经络"，除了"十二经脉"之外，在本节中也会将"络脉"的概念稍微带过。在本书中，主要是介绍与"王氏脏腑全息针法"相关的十二经脉，其他的经络，则不在本书的探讨范围，有兴趣深入的读者，可参阅相关书籍。

经络是经脉和络脉的总称，在人体的经络系统中，是以十二经脉为主干，又称为"十二正经"，就如同国道一般；而十五络脉，包括了十二经脉和任、督二脉各自别出一络，再加上脾之大络，总计十五条，称为"十五络脉"，就如同省道、县道联结交通的功能一般。经络作为运行气血的通道，是人体功能的调控系统，联系着脏腑和体表及全身各部位的通道，经络的分布纵横交贯，将人体的上下内外、脏腑、肢节联结为一体。

中医学经典名著《黄帝内经·灵枢·经脉》提道："经脉者，所以能决死生，处百病，调虚实，不可不通"，这段话即在说明，经脉的畅通与否，是决定生死的关键，透过调理疏通经脉，可以治疗百病，并对虚证或实证进行补虚泻实的调理。因此，不可使经脉堵塞不通。

《黄帝内经·灵枢·本藏》也提及："经脉者，所以行血气而荣阴阳，濡筋骨，利关节者也"，经脉是运行全身气血的主要通道，透过经脉的疏通，可以运行气血与调和阴阳、濡润筋骨且滑利关节。

由此可知经脉的重要性，以下介绍十二经脉与流注循行的次序。十二经脉构成了一个周而复始、如环无端的循环系统。其流注次序是：从手太阴肺经开始→手阳明大肠经→足阳明胃经→足太阴脾经→手少阴心经→手太阳小肠经→足太阳膀胱经→足少阴肾经→手厥阴心包经→手少阳三焦经→足少阳胆经→足厥阴肝经→最后回到手太阴肺经，再开始新一轮的循环。

其走向和交接的规律是：手三阴经的走向从胸部走向手指，在手指末端与手三阳经交接；手三阳经从手指末端往上走到头面部，在头面部与足三阳经交接；足三阳经从头面部往下走到足趾，在足趾末端与足三阴经交接；足三阴经从足趾往上走到胸腹部，在胸腹部与手三阴经交接。

由于"王氏脏腑全息针法"是用十二经脉作为经脉平衡的依据，因此，对于十二经脉的循行路线，我们必须要有所了解。中医谚语云："学医不知经络，开口动手便错"，将经脉的循行路线了然于心，对学习"王氏脏腑全息针法"至关重要。

以下援引《黄帝内经·灵枢·经脉》的叙述，由手太阴肺经开始的十二经脉循行路线。读者无须记忆，这里的文字叙述只是做个参考，上网即可查询到十二经脉的循行路线，在网络上可找到十二经脉循行路线与搭配穴位的视频。

1. 手太阴肺经的循行路线

肺手太阴之脉，起于中焦，下络大肠，还循胃口，上膈属肺。从肺系横出腋下，下循臑内，行少阴心主之前，下肘中，循臂内上骨下廉，入寸口。上鱼，循鱼际，出大指之端；其支者，从腕后直出次指内廉，出其端。

2. 手阳明大肠经的循行路线

大肠手阳明之脉，起于大指次指之端，循指上廉，出合谷两骨之间，上入两筋之中，循臂上廉，入肘外廉，上臑外前廉，上肩，出髃骨之前廉，上出于柱骨之会上，下入缺盆络肺，下膈属大肠；其支者，从缺盆上颈贯颊，入下齿中，还出挟口，交人中，左之右，右之左，上挟鼻孔。

3. 足阳明胃经的循行路线

胃足阳明之脉，起于鼻之交頞中，旁约太阳之脉，下循鼻外，入上齿中，还出挟口环唇，下交承浆，却循颐后下廉，出大迎，循颊车，上耳前，过客主人，循发际，至额颅；其支者，从大迎前下人迎，循喉咙，入缺盆，下膈，属胃络脾；其直者，从缺盆下乳内廉，下挟脐，入气街中；其支者，起于胃口，下循腹里，下至气街中而合，以下髀关，抵伏兔，下膝膑中，下循胫外廉，下足跗，入中趾内间；其支者，下廉三寸而别，下入中趾外间；其支者，别跗上，入大趾间，出其端。

4. 足太阴脾经的循行路线

脾足太阴之脉，起于大趾之端，循趾内侧白肉际，过核骨后，上内踝前廉，上踹内，循胫骨后，交出厥阴之前，上膝股内前廉，入腹属脾络胃，上膈挟咽，连舌本，散舌下；其支者，复从胃别上膈，注心中。

5. 手少阴心经的循行路线

心手少阴之脉，起于心中，出属心系，下膈络小肠；其支者，从心系上挟咽，系目系；其直者，复从心系却上肺，下出腋下，循臑内后廉，行手太阴心主之后，下肘内，循臂内后廉，抵掌后锐骨之端，入掌内后廉，循小指之内，出其端。

6. 手太阳小肠经的循行路线

小肠手太阳之脉，起于小指之端。循手外侧上腕，出踝中。直上循臂骨下廉，出肘内侧两筋之间，上循臑外后廉，出肩解，绕肩胛，交肩上，入缺盆，络心，循咽下膈，抵胃属小肠；其支者，从缺盆循颈上颊，至目锐眦，却入耳中；其支者，别颊上䪼，抵鼻，至目内眦，斜络于颧。

7. 足太阳膀胱经的循行路线

膀胱足太阳之脉，起于目内眦，上额交巅；其支者，从巅至耳上角；其直者，从巅入络脑，还出别下项，循肩膊内，挟脊抵腰中，入循膂，络肾属膀胱；其支者，从腰中下挟脊，贯臀入腘中；其支者，从膊内左右别下贯胛，挟脊内，过髀枢，循髀外，从后廉下合腘中，以下贯踹内，出外踝之后，循京骨，至小趾外侧。

8. 足少阴肾经的循行路线

肾足少阴之脉，起于小趾之下，邪（斜）走足心，出于然谷之下。循内踝之后，别入跟中，以上踹内，出腘内廉，上股内后廉，贯脊，属肾络膀胱；其直者，从肾上贯肝膈，入肺中，循喉咙，挟舌本；其支者，从肺出络心，注胸中。

9. 手厥阴心包经的循行路线

心主手厥阴心包络之脉，起于胸中，出属心包络，下膈，历络三焦；其支者，循胸出胁，下腋三寸，上抵腋下循臑内，行太阴少阴之间，入肘中，下臂行两筋之间，入掌中，循中指，出其端；其支者，别掌中，循小指次指出其端。

10. 手少阳三焦经的循行路线

三焦手少阳之脉，起于小指次指之端，上出两指之间，循手表腕，出臂外两骨之间，上贯肘，循臑外上肩，而交出足少阳之后。入缺盆，布膻中，散络心包，下膈循属三焦；其支者，从膻中上出缺盆，上项系耳后，直上出耳上角，以屈下颊出颐；其支者，从耳后入耳中，出走耳前，过客主人前交颊，至目锐眦。

11. 足少阳胆经的循行路线

胆足少阳之脉，起于目锐眦，上抵头角，下耳后，循颈行手少阳之前，至肩上，却交出手少阳之后，入缺盆；其支者，从耳后入耳中，出走耳前，至目锐眦后；其支者，别锐眦，下大迎，合手少阳，抵于颊，下加颊车，下颈合缺盆，以下胸中，贯膈，络肝属胆，循胁里，出气街，绕毛际，横入髀厌中；其直者，从缺盆下腋，循胸过季胁，下合髀厌中，以下循髀阳，出膝外廉，下外辅骨之前，直下抵绝骨之端，下出外踝之前，循足跗上，入小趾次趾之间；其支者，别跗上，入大趾之间，循大趾歧骨内出其端，还贯爪甲，出三毛。

12. 足厥阴肝经的循行路线

肝足厥阴之脉，起于大趾丛毛之际，上循足跗上廉，去内踝一寸，上踝八寸，交出太阴之后，上腘内廉，循股阴入毛中，过阴器，抵小腹，挟胃，属肝络胆，上贯膈，布胁肋，循喉咙之后，上入颃颡，连目系，上出额，与督脉会于巅；其支者，从目系下颊里，环唇内；其支者，复从肝别贯膈，上注肺。

以上为十二经脉循行路线的叙述，虽然"王氏脏腑全息针法"并不是采用传统的穴位治疗，但仍然是借由传统的十二经脉，作为经脉平衡的应用依据，以平衡疏通失调或堵塞的经脉。因此，读者对于十二经脉的循行路线，必须要能精确掌握，在运用"王氏脏腑全息针法"进行经脉平衡时，才能达到最佳的疗效。

第三篇

谭氏平衡针法简介

由于"王氏脏腑全息针法"整合融会了"谭氏平衡针法"及"董氏针法"的部分针法理论，所以在介绍"王氏脏腑全息针法"之前，在本篇及第四篇中，会先将"谭氏平衡针法"及"董氏针法"做个简介，让读者对这两位大师的针法理论有概略性的认识，有兴趣的读者，可自行做更深入的学习。

"谭氏平衡针法"是谭特夫医师所发明。谭特夫医师出生于中国台湾省，有中医的家学渊源，但他当时并未走中医之路，而是选择到美国攻读工程学，在他获得了工程学博士学位后，也继续进修中医及针灸的课程。其后他也取得了美国的中医行医执照，开启了工程博士的行医之路。

谭老师对中医经典理论深入地研读思索，并结合临床病症的印证，其后总结了一套以经脉诊病施针的针法，由于他有着理工专业的背景，因此也将理工的系统平衡理论与方法，融入他所体会的针法系统中。这是一套完善且有系统逻辑的针法理论，对于痛症能起到立竿见影的治疗效果，对于脏腑病也颇具疗效，他将这套方法命名为"谭氏天应穴平衡针法"，一般简称为"谭氏平衡针法"或"谭针"。

谭老师为了传播推广这套针法，以提升针法医师的技术，不惜劳苦地在美洲、欧洲、南美洲、大洋洲等地巡回讲学，到了晚年身体健康状况已不佳时，仍然讲学不辍，这种精神实在令人感佩。如今"谭氏平衡针法"享誉针法界，虽然他已仙逝，但仍有许多海内外弟子，继续推展着"谭氏平衡针法"的教学。

"谭氏平衡针法"强调针法诊断辨证的重点，是使用"经脉辨证"，而不是使用中医所采取的"脏腑辨证""八纲辨证""三焦辨证""气血津液辨证"，扎针取穴不是根据脾气虚、肾气虚、肾阳虚等辨证之法来决定穴位。他认为中医药和针法是两个不同的理论系统，辨证的方法也有所不同，针法的理论与辨证应该要采用"经脉辨证"。而谭老师所使用的这套方法，是以针法为治疗的运用范围，而不包括艾灸之法。

一、针法一二三与谭针特点

谭氏平衡针法中，提出"针法一二三"（Acupuncture 123）的理论，认为针法的治疗，必须要按照以下三个步骤进行：

◎针法步骤一：诊断疼痛的患处在哪条或哪些经脉上。

◎针法步骤二：根据患处的经脉，而选取其相应的平衡经脉。

◎针法步骤三：在所选取的平衡经脉上，找出全息影像所对应的阿是穴下针治疗。

首先诊断疼痛的患处在哪条或哪些经脉上，步骤二再选取能平衡调整该病经的相应经脉。然后在相应的经脉上，依据全息对应的比例，在全息对应的反应点（阿是穴）上扎针，这就是针法一二三的理论及操作。此法是以传统的经脉诊断方法诊病，即辨识所病何经，再结合现代的全息理论，在选取的平衡经脉上，对照比例上的阿是穴痛点取穴。

所谓的"阿是穴"，即按压该处，患者会因疼痛而发出"阿"的叫声，即在该处施针。

传统的针法不谈针法的步骤二，直接从步骤一跳到步骤三，并未考虑到经脉平衡的重要性，所以使用针刺治疗的疗效不稳定，有时效果不错，有时却会面临效果不佳的窘境，无法保证治疗的疗效。而"谭氏平衡针法"强调步骤二的重要性，按部就班才可确保治疗的疗效。

在此仅对"谭氏平衡针法"稍加介绍，有兴趣的读者可再自行深入研究。在"谭氏平衡针法"的步骤二中，选取平衡经脉前，首先要辨别是以治疗痛症为主，还是以治疗脏腑病为主。若是以治疗痛症为主，则着重于局部的经脉平衡；若是以治疗脏腑病为主，则须采用静态与动态的平衡系统，以进行整体的平衡。

二、治疗痛症的六个平衡系统

如果是以治疗痛症为主，首先在针法步骤一，确认患处是在哪条或哪些经脉上？确认后就要思索需选用哪条或哪些相应经脉做平衡。谭老师整合出六个系统的平衡法如下：

（一）系统一：同名经平衡法

系统一的同名经平衡法，即取手足同名的经脉以做对应。若是疼痛的部位，大约是位在右侧手阳明大肠经手三里穴的位置，则在左侧的足阳明

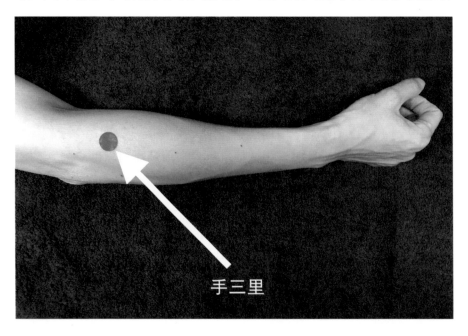

手三里

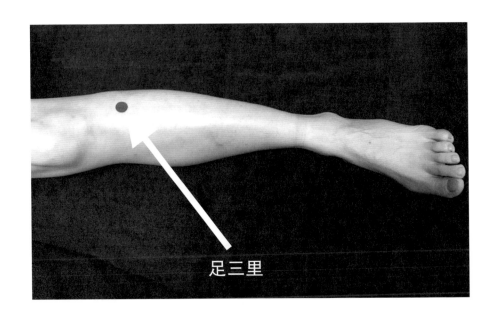

足三里

胃经，大约是在足三里穴附近找疼痛点扎针。此平衡法要采用对侧扎法，即右病左治，左病右治。左手痛针刺右脚，左脚痛则针刺右手。但必须是扎在相同名字的经脉上，如上例同为阳明经，只是手足的不同。又或同为太阴经的手太阴肺经与足太阴脾经，或同为太阳经的手太阳小肠经与足太阳膀胱经……只是一为手，一为足的差别，即手阴经可与同名的足阴经相互平衡，手阳经可与同名的足阳经相互平衡。

（二）系统二：别经平衡法

谭针当中系统二的别经平衡法，即中医理论"脏腑别通"的运用。在系统二的别经平衡法强调，"太阳经"通"太阴经"、"少阳经"通"少阴经""阳明经"通"厥阴经"。足太阳膀胱经别通于手太阴肺经，手太阳小肠经别通于足太阴脾经；手少阳三焦经别通于足少阴肾经，足少阳胆经别通于手少阴心经；手阳明大肠经别通于足厥阴肝经，足阳明胃经别通于手厥阴心包经。

以此平衡系统治疗的话，左右两侧都可扎，不一定要扎对侧。以上述提到的右侧手阳明大肠经痛（大约在手三里穴的位置）之例而言，若用系统二的别经（脏腑别通）平衡法，由于手阳明大肠经别通于足厥阴肝经，则可在肝经曲泉穴下约两寸处找压痛点，左右脚皆可扎。

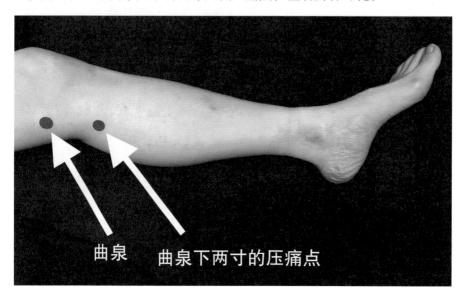

曲泉　　　曲泉下两寸的压痛点

同理，如果脚踝痛，痛点是在左侧足厥阴肝经大约在中封穴处，就可以选用任一侧手阳明大肠经，在手腕大约在阳溪穴附近，找压痛点扎针。这种对应是手对足的对应平衡，即手阴经可与相应的足阳经相互平衡，手阳经可与相应的足阴经相互平衡。

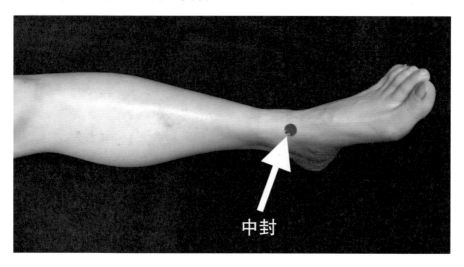

中封

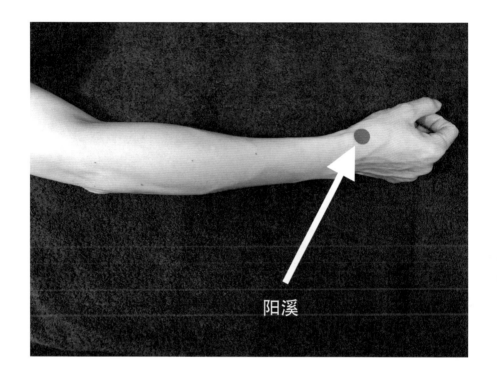

阳溪

（三）系统三：表里经平衡法

对针灸的学习者而言，表里经的对应，应该是相当熟悉的平衡法。所谓的表里经对应，是指手与足的三阳经，分别会和手与足的三阴经对应。例如手少阳三焦经与手厥阴心包经，即为表里对应的两条经脉；又如足阳明胃经与足太阴脾经，也是表里对应的两条经脉。这种对应是手对手、足对足的对应平衡。

以上述提及的右侧手阳明大肠经痛（大约在手三里穴的位置）之例而言，若用系统三的表里经平衡法，就会选用左侧的手太阴肺经，可在尺泽穴下约两寸的位置找压痛点下针。这种对应是手对手、足对足的对应平衡，即手阳经可与相应的手阴经相互平衡，而足阳经可与相应的足阴经相互平衡，此平衡系统需扎对侧。

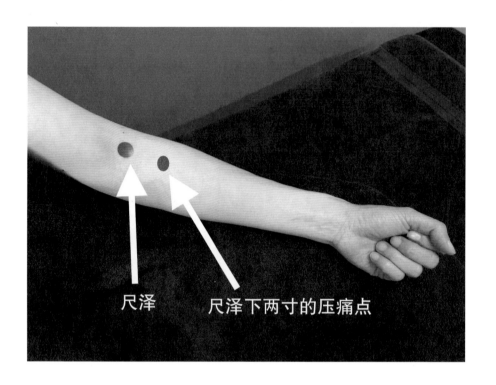

尺泽　　　尺泽下两寸的压痛点

（四）系统四：对位时辰平衡法

系统四的平衡法，是以传统的时钟来看，中国古代传统的一个时辰，是现代的两小时，一天有十二个时辰，而在传统时钟上，相对位置的时辰所对应的经脉，可相互平衡。

例如：半夜十一点到凌晨一点的子时，与中午十一点到下午一点的午时，是位在相对的位置上。以经脉流注的时辰而言，子时走的是胆经，午时走的是心经，所以足少阳胆经可与手少阴心经相互平衡。又如早上寅时三点到五点的手太阴肺经，可与下午申时三点到五点的足太阳膀胱经相互平衡。在这个平衡法中，有几组的经脉平衡，会与系统二的别经（脏腑别通）平衡法相同，系统四也是手对足的对应平衡，即手阴经可与相应的足阳经相互平衡，手阳经可与相应的足阴经相互平衡，扎任一侧皆可。

（五）系统五：相邻时辰平衡法

按传统十二时辰的时钟顺序对应的经脉，十二经脉对应十二时辰，在时辰上邻接，且为同阴阳属性的经脉可相互平衡。如早上五点到七点为卯时，走的是手阳明大肠经，而早上七点到九点为辰时，走的是足阳明胃经，两经又同为阳经，所以手阳明大肠经可与足阳明胃经相互平衡。

又如属于阴经的肾经（酉时——下午五点到晚上七点），可与下一个时辰，同样是属于阴经的心包经（戌时——晚上七点到九点）相互平衡，这个平衡法中，有几组的经脉平衡，会与系统一的同名经平衡法相同。系统五也是手与足的对应平衡，手阴经可与相应的足阴经相互平衡，手阳经可与相应的足阳经相互平衡，此平衡系统需扎对侧。

（六）系统六：本经自治平衡法

这个系统在谭老师的书上并未被提及，但在课堂上的教学，他也提及这种平衡法，即扎在患处的经脉上，但仍然是采用远端取穴。

谭老师技巧性地整合这六种平衡系统，连数字的安排都有其寓意，系统一、系统三、系统五是奇数，只能扎对侧；系统二、系统四、系统六是偶数，可以扎任一侧，设计颇具智慧巧思。

谭老师提到，以上的六种平衡系统，原则上选用任何一种平衡系统都有疗效，但不同的平衡系统对于不同的人而言，可能会产生不同的治疗效果。如有些人对系统一的疗效最佳，有些人则是使用系统二的疗效更加显著。即使是同一位患者，但在不同部位的疼痛，也可能需要运用不同的平衡系统，以取得最佳的疗效。如治疗某患者的头痛，使用系统一的疗效最好，但对该患者的肩痛而言，反而是采用系统二的疗效更佳。谭老师强调根据他的经验，系统三的表里经平衡法，对新伤的疗效较好。

而选好要平衡的经脉后，对于治疗痛症而言，可以用局部的平衡方式即可，局部的平衡又可分为：镜像反射全息（The Mirroring Format）和影像反射全息（The Imaging Format）。

谭老师特别强调，不能略过找出平衡经脉的步骤二，而直接跳到镜像反射全息或影像反射全息的步骤三。

如果是治疗四肢的痛症，需使用"镜像反射全息"，所谓"镜像反射全息"，是指上肢以手肘为中心，下肢以膝盖为中心的相互对应平衡。即手指对应脚趾，手掌对应脚掌，手腕对应脚踝，前臂对应小腿，手肘对应膝盖，上臂对应大腿，肩膀对应臀部，这就是所谓的"正镜"。如手阳明大肠经的"曲池穴"位于肘部，以谭氏平衡针法的镜像反射全息而言，可治疗对侧膝痛。此外，也可以颠倒过来对应，如上臂对应小腿，前臂对应大腿等，这就是所谓的"反镜"。

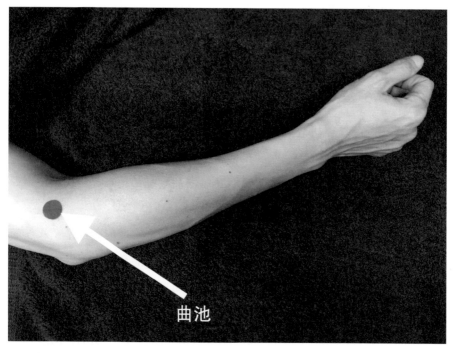

曲池

如果是治疗躯干或颜面部的痛症，则需使用"影像反射全息"，所谓"影像反射全息"，是指四肢与躯干、颜面部的全息对应平衡。手和足都可与躯干、颜面部相互对应平衡，躯干以肚脐为中心，颜面部以眼睛为中心，四肢以肘膝为中心，彼此可相互对应平衡。

肘、膝都可对应肚脐及腰椎第二节，或是颜面部的眼、耳、头后枕部，如手阳明大肠经的"曲池穴"，以"谭氏平衡针法"的影像反射全息而言，可治疗腹脐、腰部、眼、耳、头后枕部等问题；而上臂和大腿都可以对应上腹部、肋骨、胸部、中上背部，或是颜面部的前额；又如手腕及脚踝都可以对应生殖器、膀胱、尾骶骨，或是颜面部的嘴巴，这就是所谓的"正影"。

如果颠倒过来对应，上臂和大腿都可以对应下腹部和下背部，或是颜面部的鼻子；又如手腕及脚踝都可以对应颈部，或是颜面部额头到头顶的区间，这就是所谓的"反影"。

因此，就在所选取的平衡经脉上，根据"镜像反射全息"或"影像反射全息"，找出对应的压痛点扎针。治疗躯干或头面部的问题，谭老师较喜欢使用直接的"正影"对应，因其较容易计算对应比例。

"谭氏平衡针法"的理论及方法，就是运用经脉平衡的理论，首先辨识患处在哪条或哪些经脉上，再找出与之相应的平衡经脉，最后再根据现代的全息理论，依照"镜像反射全息"或"影像反射全息"的对应，找出平衡经脉上对应的压痛点扎针。

"谭氏平衡针法"所依据的理论，如手足同名经、表里经、时辰的子午流注等理论，这些内容在中医针灸教材中亦有所论述，但就是缺少了如何具体运用的部分。而谭老师对针灸界的伟大贡献，就是将这些片段的理论知识，整合成六种平衡系统，创造出一套具体可操作的系统逻辑性的针法理论。不管是何种痛症，皆可按照针法一二三这三个步骤，以进行诊断与施针治疗。这种属于理工背景的系统逻辑性思维，正可弥补传统针法理论中的不足之处。

三、治疗脏腑病的静态与动态平衡系统

如果是属于脏腑病的问题，如高血压、糖尿病等疾病，由于是属于全

身功能性的失调，而不是属于痛症，就不能只是用局部的平衡法，而必须是用整体的平衡法。

谭老师也发挥他理工背景的专业，将属于理工系统的平衡理论与方法，融入他所体悟发明的针法系统中，建构了静态平衡和动态平衡的结构。举例而言，在他的"太阴阳明证型"的结构中，右手可扎手太阴肺经，左手扎手阳明大肠经，右足扎足阳明胃经，左足扎足太阴脾经。如此一来，整个平衡系统会非常稳固，呈现右手平衡左手，右足平衡左足（系统三的表里经平衡）；以及右手平衡左足，左手平衡右足（系统一的同名经平衡），这是属于"静态平衡"的结构。

另外，在这样的结构中，也呈现右手阴→左手阳→左足阴→右足阳的"动态平衡"。"太阴阳明证型"如下图所示，左右侧可互换，互换时手足要同时换，才不会破坏平衡的证型。

谭氏平衡针法太阴阳明证型

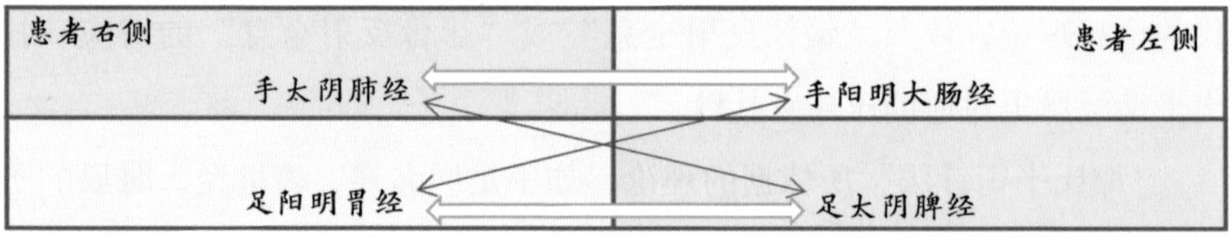

患者右侧	患者左侧
手太阴肺经 ⟷ 手阳明大肠经	
足阳明胃经 ⟷ 足太阴脾经	

以过敏流清涕的症状而言，谭老师强调，针法医师的思维要不同于开药方的中医师，所以无需考虑患者是属于风热、风寒等证型，也无须辨识疾病是在哪一个脏腑，重点是需辨识出所病何经。以过敏流清涕的症状为例，因其症状牵涉到鼻子周围的经脉，故而诊断为病在手阳明大肠经及足阳明胃经，接下来就需将这两条经脉，置入平衡的结构模型中，并找出相应的平衡经脉，以符合静态平衡和动态平衡的结构模型。

在思考的逻辑上，已经知道手阳明大肠经及足阳明胃经会相互平衡，假设以扎左手的手阳明大肠经及右足的足阳明胃经为前提，接着就要思考哪一条足经及手经，可与手阳明大肠经及足阳明胃经相互平衡。如果是选用系统二的别经（脏腑别通）平衡法，则可用足厥阴肝经与手阳明大肠经相互平衡，及以手厥阴心包经与足阳明胃经相互平衡。

如此一来，整个平衡系统会非常稳固，呈现右手平衡右足，左手平衡左足（系统二的别经平衡）；以及右手平衡左足，左手平衡右足（系统一的同名经平衡），这是属于静态平衡的结构。而在这样的结构中，也呈现右手阴→左手阳→左足阴→右足阳的阴阳动态平衡。左右阴阳也可互换，但不能手足同侧是阳，或同侧为阴，这样就无法达到阴阳动态平衡了。这种平衡证型称为"厥阴阳明证型"，如下图所示。

谭氏平衡针法厥阴阳明证型

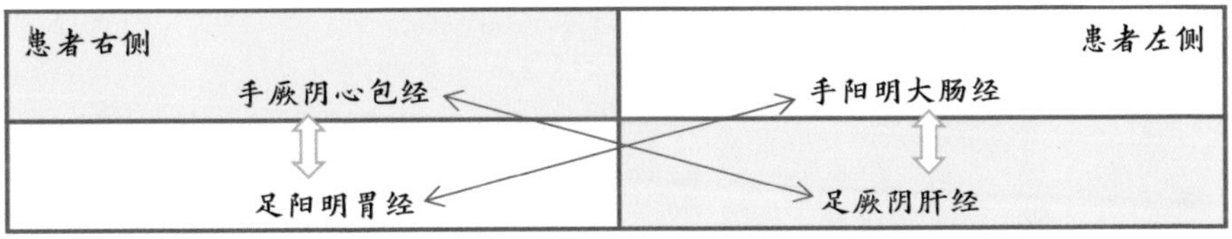

患者右侧	患者左侧
手厥阴心包经 ←	→ 手阳明大肠经
↕	↕
足阳明胃经 ←	→ 足厥阴肝经

此外，也可以选用前述的"太阴阳明证型"，亦可达到平衡。确定了选用平衡经脉的结构后，接着就根据"影像反射全息"的对应，找出这四条平衡经脉上所对应的压痛点扎针。

在选用何种证型上，则要根据患者的症状，与其人格特质而定。以上为"谭氏平衡针法"的基础核心思维，有兴趣的读者可再自行深入研究。

第四篇

董氏针法
简介

本篇中对"董氏针法"略做介绍，"董氏针法"为董公景昌先生所创，董氏针法及穴位异于传统十四正经正穴，自成一家之学，此法强调取穴少、见效快且治疗范围广，在针灸学术上独树一帜，经董公的弟子推广，已传播至海外，为针灸学者所推崇。

董氏奇穴分布在手指、手掌、前臂、上臂、足趾、足掌、小腿、大腿、耳朵、头面以及后背、前胸等十二个部位。原书以"一一部位"即手指部位，"二二部位"即手掌部位，由一一到十十部位，再加上后背及前胸，共十二个部位。虽然这些穴位不同于传统十四正经正穴，但都与十四正经相关，所以董公命名为"董氏正经奇穴"，而不是"董氏经外奇穴"。

"董氏针法"的针刺手法中，有倒马针法、动气针法等方法。"董氏针法"不使用弹、刮、飞、捣等针刺辅助手法，也不强调手法上的补泻，方法相当简明。

此外，董公除了以毫针通经调气外，也相当重视刺血疗法，以三棱针刺络放血，刺血的部位可遍及全身，如肘窝、膝腘、侧额、舌下、十二井穴、十宣、耳背、下臂、小腿、脚踝等。

董公认为只要患者有气血瘀滞不通的症状，无论患者是属于何种体质皆可放血，放血后疾病才会好转。且气血瘀滞严重时，则针药的治疗效果不佳，因为气血闭塞不通，针药便不能达到病所，无法发挥作用，必须要先放出恶血，以打通气血循环，气血通畅后再采用针药之法，针药才能发挥其疗效。

董公刺络放血取穴多半远离患处，正合"泻络远针"之古法，与一般时下放血取局部阿是穴的做法不同。《黄帝内经·素问·针解》提道："菀陈则除之者，出恶血也"，以三棱针刺络放血，即可去除陈年瘀血、恶血，调理脏腑阴阳之平衡。

"董氏针法"除了有奇穴的运用外，其针法理论与针刺操作方法也颇具特色，略举数点说明如下。

一、全息对应

董氏奇穴的穴位分布，和全息律有极其相似之处。董公强调任一局部皆能治疗全身疾病，虽然将全身分为十二个区域，但每一个区域都可以治疗全身疾病，这就是全息的精妙所在。董氏奇穴中有一组极负盛名的组合穴"灵骨、大白"，如果以全息律而言，则大白主上焦，灵骨主下焦，此两穴都是以深刺为主，可通贯三焦，所以这两穴的组合效果极大，可说是五脏皆治，治疗的运用范围极广。

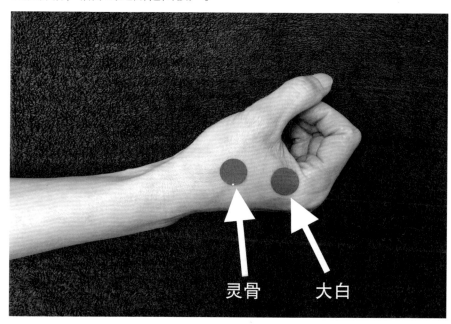

灵骨　　大白

全息律的理论，认为整体中任何一个独立的部分，皆是整体信息的缩影。佛家云："一花一世界，一叶一如来""芥子纳须弥"，小小的芥子种子，也蕴藏了须弥山或是宇宙的全息。

在董氏奇穴中，有许多特效奇穴的发现，均与全息对应的原理有关。因此，在学习董氏奇穴时，要用全息的角度去思维，该穴位在人体全息的对应关系，而不是像学习传统穴位一样，去强记每个穴位的主治功能。

二、对应关系

董氏针法在治疗上，也应用了对应关系原则。对应关系包含等高对应、手足顺对、手足逆对、手躯顺对、手躯逆对、足躯顺对、足躯逆对等对应关系，与谭氏平衡针法"镜像反射全息"及"影像反射全息"的观点一致。

以下将手躯顺对、手躯逆对、足躯顺对、足躯逆对的对应关系，图示如下，以帮助读者理解。

董氏针法中的对应关系

头与躯干	头	胸脘（背）	脐	下腹（腰）	阴部
手躯顺对	肩	上臂	肘	下臂	手
手躯逆对	手	下臂	肘	上臂	肩
足躯顺对	髋	大腿	膝	小腿	足
足躯逆对	足	小腿	膝	大腿	髋

三、体应原则

"体应原则"的要点就是："以骨治骨、以筋治筋、以肉治肉、以脉治脉、以皮治皮"。谭老师在其"谭氏平衡针法"中，也经常将"体应原则"运用在其治疗上。如以治疗肩胛骨的疼痛为例，肩胛骨的问题是病在小肠经，在治疗上有六种平衡法可以对应平衡，如可使用系统一的膀胱经或系统二的脾经或系统三的心经做平衡，但是他选择了系统四的肝经。为何会选肝经的原因，这是因为肩胛骨为骨，而肝经在小腿上的循行路线，也是行于骨上，此即"以骨治骨"的"体应原则"应用。谭老师也强调以骨治骨的效果较好，他认为这是一个针灸学上的秘密。

董公在治疗骨刺时常用"削骨针"，即针刺时要贴近骨缝进针，或针刺时需深刺接近骨面，治疗的疗效会较理想。又如贴筋进针可治筋病，所以在手肘大筋两侧的肺经尺泽穴和心包经曲泽穴，治疗筋病的效果较好，这也是体现了"同声相应，同气相求"的原理。

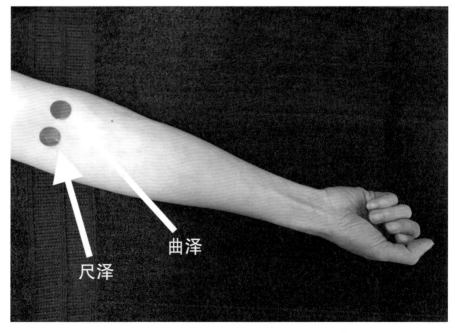

曲泽

尺泽

跟腱也是人体的一条大筋，在"七七部位"的脚后筋上有正筋、正宗两穴，以相邻的此两穴为倒马针法，可治颈筋僵硬，这不但是因为以筋治筋的运用，同时也是全息的对应，是属于足躯逆对的全息，若以脚掌对应头部，脚踝则对应于脖子，而跟腱则对应于颈筋。

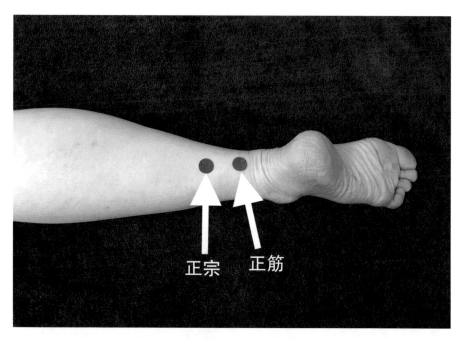

正宗　正筋

又如大腿"八八部位"的驷马上、中、下三穴，位在肌肉丰富处，所以可治疗肌肉萎缩症的问题，此即"以肉治肉"的应用。此外，三针同扎也是与全身上、中、下焦全息相应。

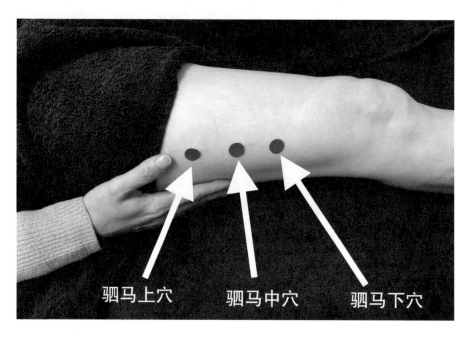

驷马上穴　驷马中穴　驷马下穴

如果在血管旁的穴位进针，则有调整脉管血液循环的功能，如在上臂四四部位的地宗穴贴近脉管处进针，此即"以脉治脉"的运用。此外，刺络出血，即刺血疗法，也可以视为"以脉治脉"的运用。

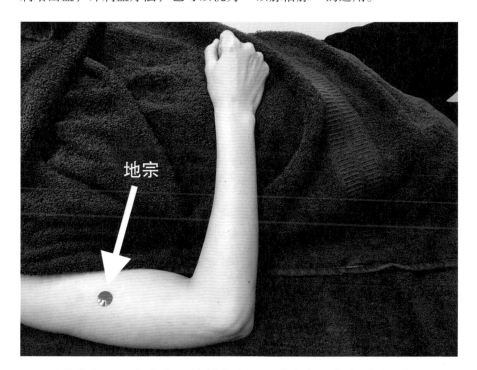

地宗

而董公在"以皮治皮"的刺皮法上，采取在肌肉丰厚处，如"八八部位"的驷马上、中、下穴针治皮肤病，是属于培土生金法的运用。中医理论提到"肺主皮毛""虚则补其母"，皮肤有病是属于肺系统的问题，可借由补脾以补肺的不足。这是由于五行的相生关系中，肺属金，脾属土，土能生金，金不足则可透过补土而生金。针刺肌肉丰厚处，就等于是在治脾。脾能健旺，亦能强化肺系统的功能，肺的宣发功能得以宣通畅达，皮肤病也会得到改善，但不宜深刺，以应皮毛之浅表。

中医理论也提到"肝主筋、心主血、脾主肉、肺主皮毛、肾主骨"，由于"同声相应，同气相求"的原理，治筋就等于是治肝，治血脉就等于是治心，治肉就等于是治脾，治皮毛就等于是治肺，治骨就等于是治肾。因此，可贴骨进针以治肾的问题，可贴筋进针以治肝的问题，可贴血管壁缘进针或刺络放血以治心的问题，可在肌肉丰厚处进针以治脾的问题，可在肌肉丰厚处的皮肤浅层进针以治肺的问题。

四、脏腑别通

"脏腑别通"即谭氏平衡针法中系统二的别经平衡法，这也是在董氏针法中应用极广的方法。如"二二部位"的重子、重仙在肺经上，但也可治膀胱经的背痛，此即脏腑别通理论中的肺与膀胱通；"二二部位"的中白、下白在三焦经上，治肾虚腰痛的作用极佳，此即脏腑别通理论中的三焦与肾通。此外，在脏腑别通的理论中，也包括脾与小肠通，心与胆通，肝与大肠通，胃与心包通。即足太阴脾经通手太阳小肠经，手少阴心经通足少阳胆经，足厥阴肝经通手阳明大肠经，足阳明胃经通手厥阴心包经。

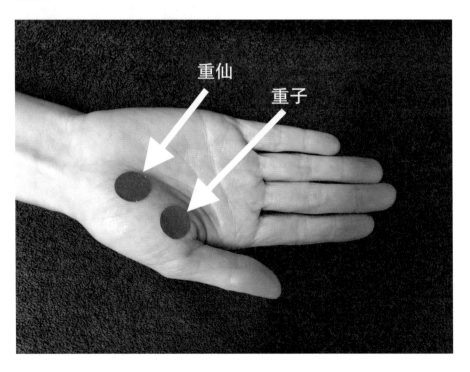

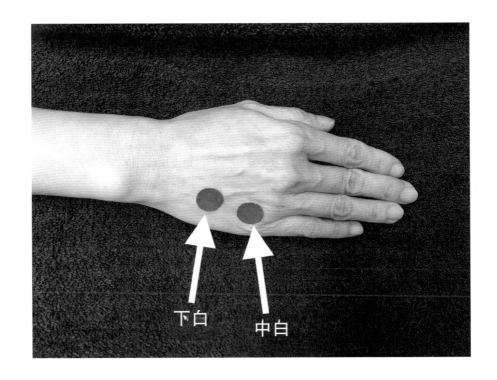

下白　中白

五、倒马针法

倒马针法是董公所创，利用两针或三针并列的方式，以加强疗效的针法组合，在董氏奇穴或十四经穴中，都可以运用此一针法，以加强疗效。此一针法也经常与动气针法结合使用，疗效相当显著。董公认为久病痹症，若只用一两针来治疗，则疗效不彰且不持久，故发展出董氏针法中特有的倒马针法。

倒马针法的具体操作方法如下：

先在某一穴位施针（如灵骨穴），然后在同经邻近的穴位上再刺一针（如大白穴），这样就会形成所谓的"倒马针"。在倒马针的基础上，可结合动气针法以加强疗效。在董氏奇穴中，有相当高的比例是属于倒马组合的穴位，如"八八部位"的驷马上、中、下三穴合用，为治疗肺病、鼻炎、皮肤病的要穴组合，可见董公十分重视此针法的运用。

这种取邻近两针或三针同时并列的针法，较之散列多针的力量与疗效更为强大，两针或三针并列，有协同强化疗效的作用。且倒马针两针或三针并列，也是寓含着全息的意义，若三针并列，可视为以上针治上焦，中针治中焦，下针治下焦的意义。若两针并列，则有以上针治上部，下针治下部的意义。

为何称此法为倒马针法呢？据说董公很喜欢马，所以在董氏奇穴的部分穴位命名上，也与马有关，如"八八部位"的足驷马穴。而此针法称为倒马针法的意思，是指马如果缺少了一只脚，只剩下三只脚的话便会倒下，故此倒马的意思便是"马倒"。其运用于针法的治疗上，即是指以三针相邻的组合做针刺治疗之意。在董氏奇穴的倒马组合中，两穴为一组的倒马组合较少，而三穴为一组的倒马组合较多。

六、动气针法

董氏针法不拘于传统的针刺补泻手法，董公创出平补平泻的特殊针法，除了前文所提及的倒马针法外，还有动气针法。

动气针法的具体操作方法如下：

先决定要针刺的穴位，在健侧取穴扎针，进针后有酸麻胀重等感觉时，即为"得气"。令患者在其患处稍做伸展活动，以引导针气行气至患处，患处的疼痛便可立即减轻，表示所针刺之穴位与患处之气相引，并达到疏导平衡，视情况留针或出针。

如病程较久，可留针稍久，中间捻针数次以行气，可令患者再活动患处，以加强引气至患处。除了让患者活动患处外，可令患者配合呼吸调息与意念观想，患者之意念观想尤为重要，观想患处的阻滞之气渐渐通畅，疼痛越来越轻，此为结合气功与针刺之导引行气针法。

如病在胸腹部的部位，不能伸展活动，可用按摩或深呼吸的方式，使所针刺之穴位与患处之气相引而达到平衡，例如治疗胸闷胸痛，可针刺内关穴并令患者深呼吸，胸闷的症状可立刻得到缓解。

董公常采用交经巨刺法，以远端穴位疏导并配以动气针法，其疗效颇佳。尤其对于痛症的治疗，往往能立即止痛，起到立竿见影的效果。如治疗坐骨神经痛的患者，可针刺健侧灵骨穴和大白穴的倒马组合，并令患者活动腰腿，可立即止痛。为何可以达到收效甚速的原因，第一是奇穴有奇效，第二是倒马针法的运用，第三则是动气针法的功效。

第五篇

合穴与太极全息简介

王氏脏腑全息针法，除了整合融会谭氏平衡针法及董氏针法的部分针法理论外，也汲取了传统针灸理论"五输穴"中的"合穴"，及"太极全息"的部分观点。以汲取合穴的观点而言，并不是取其在五输穴或下合穴中的主治功能，只是取其在五输穴中，"为经气汇合，如江河入大海"的意涵。

虽然王氏脏腑全息针法在合穴的使用上，并不是取其在五输穴中的主治功能，但既是合穴，自然也会包含了这些功能在内，以下就为中医初学者简单地介绍合穴。

一、合穴简介

在说明合穴前，必须先简单地介绍五输穴。五输穴，即"井、荥、输、经、合"五穴的总称。五输穴的位置，是位于四肢由手指端到肘部，或脚趾端到膝部的穴位，每条经脉都有其自身的五输穴。十二条经脉，共有 60 个穴位，在临床治疗上的应用相当广泛。

《黄帝内经·灵枢·九针十二原》提道："所出为井，所溜为荥，所注为俞，所行为经，所入为合，二十七气所行，皆在五俞也。"古人用自然界中水流由小到大的变化，来类比形容各经脉的脉气运行，由小到大、由浅到深的过程。五输穴中按"井、荥、输、经、合"的排列顺序，从四肢末端向肘、膝方向依次排列。

"井"穴多位于手指端或脚趾端，犹如出水的源头，是经气所出的部位，即"所出为井"。十二经脉各有一个井穴，合称"十二井穴"，为治疗突然昏倒卒中的闭证要穴。闭证可见突然昏倒、不省人事、牙关紧闭、两手紧握、大小便闭塞不通等急症，可在十指指尖以采血针放血，以疏通闭塞的经气。

指尖是经脉经气的交接之处，闭证为经气闭塞不通，在指尖放血可使闭塞的经气得以通畅，此为开郁通窍的急救要穴。但要注意的是，这种放血法只能用于闭证，而不可用于脱证。脱证可见突然昏倒、不省人事、目合口张、手足厥冷、汗多、大小便自遗等症状，可艾灸百会、关元、神阙、足三里等强壮穴，以温通阳气而回阳救逆。

闭证是两手紧握，而脱证是两手打开，这一点一定要辨识清楚，否则会导致病情更加危险。《难经·六十八难》提道："井主心下满"，也说明井穴可用来治疗心下胀满的问题。

"荥"穴多位于掌指或跖趾关节之前，比喻水流尚微，荥迂未成大流，但脉气到此渐大，井泉已成小流，即"所溜为荥"。《难经·六十八难》提道："荥主身热"，说明荥穴主要是应用于发热病证，如咽喉肿痛、口腔溃疡等内火所引起的病症。

"输"穴多位于掌指或跖趾关节之后，犹如水流由小而大、由浅渐深，经气渐盛流注到该部位，即"所注为俞（输）"。《难经·六十八难》提道："输主体重节痛"，说明输穴主要应用于身体沉重、关节疼痛等问题。

"经"穴多位于腕踝关节以上至前臂或胫部，犹如水流变大如同大的江河一般，是经气正盛运行的部位，即"所行为经"。《难经·六十八难》提道："经主喘咳寒热"，说明经穴主要应用于咳喘及畏寒发热等问题。

"合"穴位于肘膝关节附近，如同江河水流汇入湖海，是经气由此深入，进而汇合于脏腑的部位，即"所入为合"。《难经·六十八难》提道："合主逆气而泄"，说明合穴主要应用于治疗脏腑病的经气逆行及泄泻等问题。

我们可以将手指端或脚趾端，想象是一口水井（井穴），且井水不断地向外喷涌出，形成了迂回的小水流（荥穴），接着成为一条小溪（输穴），水量越来越大而成为大江河（经穴），最后汇聚到大海（合穴）。

以上为五输穴的概述，包含其经气由小到大的流布，及其主治功能。王氏脏腑全息针法在合穴的运用上，只取其"为经气汇合，如江河入大海"的意涵。

二、合穴的穴名意义与位置

有志学习针灸者，若能对穴位名称做深入的探讨，就能对该穴位的命名意义及其主治功能，有着更深入的体悟。由于王氏脏腑全息针法所用的穴位，是以合穴为中心，再搭配合穴的倒马穴做运用。所以在本节中，会说明每个合穴的穴名意义及其位置，使读者对合穴能有较深入的认识。

此外，在本篇第三节，也提出按摩合穴的功效，若读者不敢扎针，也可以按摩推拿合穴，作为自我保健的方法。

不过，在此还是要提醒读者，王氏脏腑全息针法是以经脉的平衡，作为理论及治疗的核心思维，而不是以穴位的主治功能作为核心思维，所以并不强调针刺或按摩合穴的主治功能。这是以本针法的核心理论而言，但在实际的治疗中，按摩合穴既有其原本穴位的主治功效，而同时推拿按摩三阴经及三阳经的合穴，亦有平衡经脉、疏通经络、滑利关节等疗效。

在本节中，会依照手三阴经、手三阳经、足三阴经、足三阳经的顺序，说明每条经脉合穴的穴名意义与位置。这些合穴的名称出处，除了手少阴心经的少海穴外，其他均出自《黄帝内经·灵枢·本输》，所以在下文中不另作赘述。

而每个穴位的位置，除了引述《黄帝内经·灵枢·本输》对该穴位位置的说明外，也会说明该穴位的现代取穴法。读者需注意的是，在

《黄帝内经·灵枢·本输》中所叙述的部分穴位取穴法，和现代常用的取穴法可能会略有不同。如手太阳小肠经合穴小海穴的取穴法，《黄帝内经·灵枢·本输》云："小海，在肘内大骨之外，去端半寸，陷者中也，伸臂而得之，为合"；而在现代常用的小海穴取穴法，则为屈肘时，在尺骨鹰嘴与肱骨内上髁之间的凹陷处取穴。古代是伸臂而得之，而现代则是屈肘时取之，在此说明，作为读者的参考。

在每个穴位后，会标示该穴位的英文国际代码，以作为读者的参考。

1. 肺经的合穴——尺泽

◎尺泽穴（LU5）的穴名意义。

尺泽，"尺"，为长度的单位。人体的腕横纹后一寸称为"关"，由关后至肘横纹称为"尺"，即指桡骨茎突后的前臂长度为"尺"；"泽"，为聚水之处，如沼泽、湖泽。本穴为手太阴肺经之合穴，五行属水，喻手太阴脉气至此处，如同到了水的归聚处，故名尺泽。

◎尺泽穴的位置。

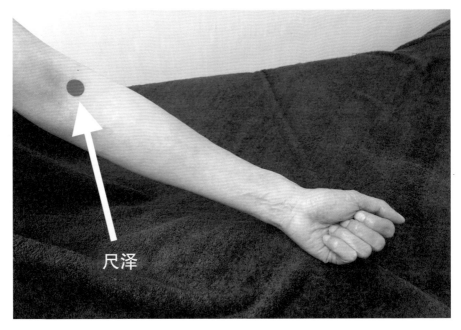

尺泽

《黄帝内经·灵枢·本输》云："尺泽，肘中之动脉也，为合。"取穴时手掌朝上，略微屈肘，该穴位于肘横纹上，肱二头肌肌腱的桡侧缘凹陷处，即手臂内侧中央处有粗腱的外侧。

2. 心包经的合穴——曲泽

◎曲泽穴（PC3）的穴名意义。

曲泽，"曲"，屈曲也；"泽"，水之归聚处，如沼泽、湖泽也。本穴为手厥阴心包经之合穴，五行属水，喻手厥阴脉气至此屈曲处，如同到了水的归聚处，故名曲泽。另一说法为曲泽的位置因与曲池和尺泽齐平，故名为曲泽，在此也提供该说法以作参考。

◎曲泽穴的位置。

《黄帝内经·灵枢·本输》云："曲泽，肘内廉下陷者之中也，屈而得之，为合。"取穴时手掌朝上，略微屈肘，该穴位于肘横纹上，肱二头肌肌腱的尺侧缘凹陷处。

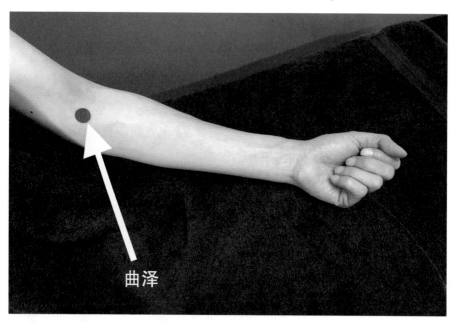

曲泽

3. 心经的合穴——少海

◎少海穴（HT3）的穴名意义。

少海，"少"，指手少阴心经；"海"，指百川汇合为海。本穴为手少阴心经之合穴，五行属水，喻手少阴脉气至此处，犹如水流入大海，故名少海。另一说法为"少"指手少阴心经；"海"指本穴的主治范围极为广泛，如同大海一般，含括表里虚实寒热诸症，及七情失调等情志病。

◎少海穴的位置。

《黄帝内经·灵枢·本输》并无特别提及少海穴为合穴，直到晋代皇甫谧的《针灸甲乙经》，才提出手少阴心经五输穴的说法，打破当时"心不受邪，以心包代之"的观点，并以少海穴为手少阴心经的合穴，在该书中也提出少海穴的位置，在"在肘内廉节后陷者中，动脉应手"。取穴时屈肘，该穴位在肘横纹内侧端与肱骨内上髁连线的中点处。

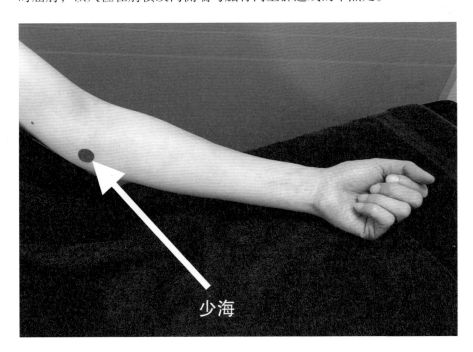

少海

4. 大肠经的合穴——曲池

◎曲池穴（LI11）的穴名意义。

曲池，"曲"，屈曲也；"池"，指水池。本穴为手阳明大肠经之合穴，五行属土，喻手阳明脉气至此屈曲处，如水注入池中，故名曲池。此外，在取穴时，要屈肘取之，肘横纹头处会出现凹陷，形状如浅池一般，故名曲池。

◎曲池穴的位置。

《黄帝内经·灵枢·本输》云："曲池，在肘外辅骨陷者中，屈臂而得之，为合。"取穴时侧腕屈肘，该穴位在肘横纹桡侧端的凹陷处。

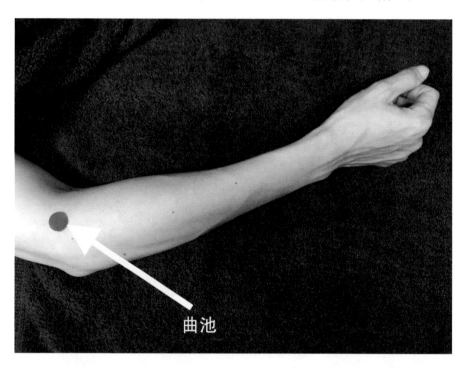

曲池

5. 三焦经的合穴——天井

◎天井穴（SJ10）的穴名意义。

天井，"天"，天部也；"井"，指挖地能取水的深洞。本穴为手少阳三焦经之合穴，五行属土，该穴位于上臂尺骨鹰嘴之上，居于天位，且该穴凹陷极深，犹如深井，故名天井。

◎天井穴的位置。

《黄帝内经·灵枢·本输》云："天井，在肘外大骨之上，陷者中也，为合，屈肘乃得之。"取穴时，该穴位在肘尖尺骨鹰嘴后上方一寸的凹陷处。

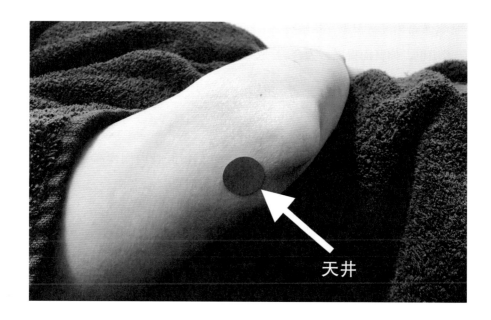

天井

6. 小肠经的合穴——小海

◎小海穴（SI8）的穴名意义。

小海，"小"指手太阳小肠经；"海"指百川汇合成海。本穴为手太阳小肠经之合穴，五行属土，喻手太阳脉气至此处，犹如水流入大海，故名小海。

◎小海穴的位置。

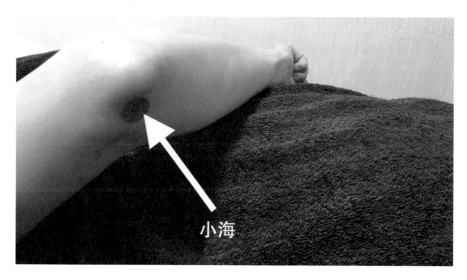

小海

《黄帝内经·灵枢·本输》云："小海，在肘内大骨之外，去端半寸，陷者中也，伸臂而得之，为合。"取穴时屈肘，穴位在尺骨鹰嘴与肱骨内上髁之间的凹陷处。

7. 脾经的合穴——阴陵泉

◎阴陵泉穴（SP9）的穴名意义。

阴陵泉，"阴"指膝之内侧为阴；"陵"指胫骨内侧髁高起如山陵；"泉"，指髁下处凹陷如泉。即阴侧山陵下的深泉，故名阴陵泉。本穴为足太阴脾经之合穴，五行属水。

◎阴陵泉穴的位置。

《黄帝内经·灵枢·本输》云："阴之陵泉，辅骨之下，陷者之中也，伸而得之，为合。"取穴时，穴位在胫骨内侧髁后下方凹陷处。

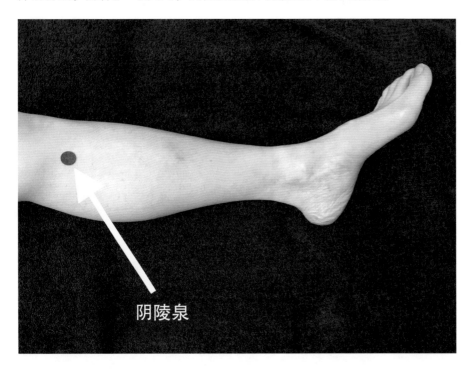

阴陵泉

8. 肝经的合穴——曲泉

◎曲泉穴（LIV8）或（LR8）的穴名意义。

曲泉，"曲"指屈曲；"泉"指穴位凹陷如泉。穴位在膝内侧横纹头上方的凹陷处，取穴时要屈曲膝盖，故名曲泉。本穴为足厥阴肝经之合穴，五行属水。

◎曲泉穴的位置。

《黄帝内经·灵枢·本输》云："曲泉，辅骨之下，大筋之上也，屈膝而得之，为合。"取穴时要屈膝，穴位在膝内侧横纹头上方的凹陷处，位于股骨内侧髁之后，半膜肌、半腱肌止端的上方凹陷处。

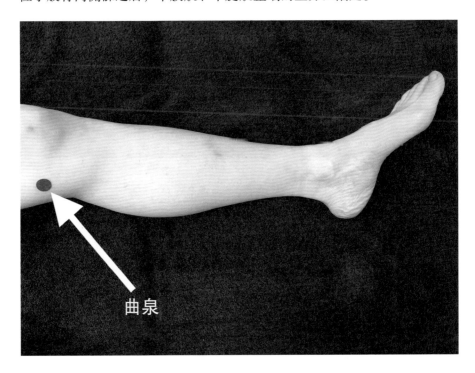

曲泉

9. 肾经的合穴——阴谷

◎阴谷穴（KD10）或（KI10）的穴名意义。

阴谷，"阴"指膝的阴侧；"谷"指穴位凹陷如谷，故名阴谷。本穴为足少阴肾经之合穴，五行属水。

◎阴谷穴的位置。

《黄帝内经·灵枢·本输》云："阴谷，辅骨之后，大筋之下，小筋之上也，按之应手，屈膝而得之，为合。"取穴时屈膝，该穴位于胫骨内侧髁之后，腘窝横纹内侧，在半膜肌和半腱肌之间的凹陷处。

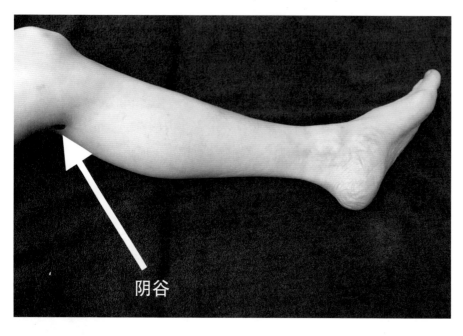

阴谷

10. 胃经的合穴——足三里

◎足三里穴（ST36）的穴名意义。

足三里，"足"，下肢也；"三里"，指三寸。犊鼻下三寸，故名足三里。本穴为足阳明胃经之合穴，五行属土。另一说法为古代的"里"与

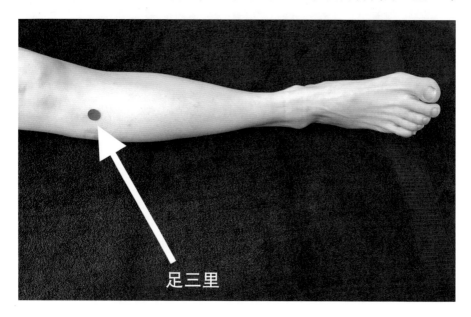

足三里

"理"字通用，而本穴统治腹部上、中、下三部之症，故称"三里"。本穴在下肢，故名足三里，以表示与上肢的手三里有别。

◎足三里穴的位置。

《黄帝内经·灵枢·本输》云："下陵（足三里），膝下三寸，胻骨外三里也，为合。"取穴时屈膝，穴位在犊鼻下三寸，距胫骨外侧一横指处。

11. 胆经的合穴——阳陵泉

◎阳陵泉穴（GB34）的穴名意义。

阳陵泉，"阳"指膝之外侧为阳；"陵"指腓骨小头高起如山陵；"泉"指腓骨小头下凹陷如泉。即阳侧山陵下的深泉，故名阳陵泉。本穴为足少阳胆经之合穴，五行属土。

◎阳陵泉穴的位置。

《黄帝内经·灵枢·本输》云："阳之陵泉，在膝外陷者中也，为合，伸而得之。"取穴时，穴位在腓骨小头前下缘的凹陷处。

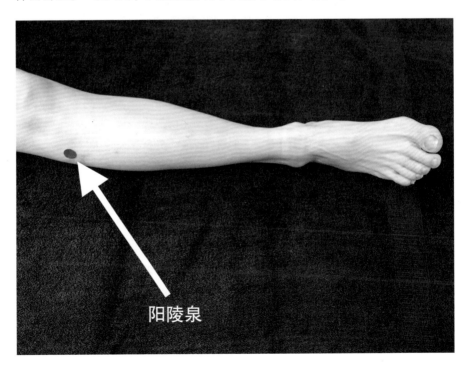

阳陵泉

12. 膀胱经的合穴——委中

◎委中穴（BL40）的穴名意义。

委中，"委"，委屈膝盖，即屈膝取穴；"中"，腘窝横纹中点，故名委中。另一说法为突然触碰此穴，会令人下肢萎顿，立刻跪倒。本穴为足太阳膀胱经之合穴，五行属土。

◎委中穴的位置。

《黄帝内经·灵枢·本输》云："委中，腘中央，为合，委而取之。"取穴时微屈膝，在腘窝横纹中点，当股二头肌肌腱和半腱肌肌腱的中点。

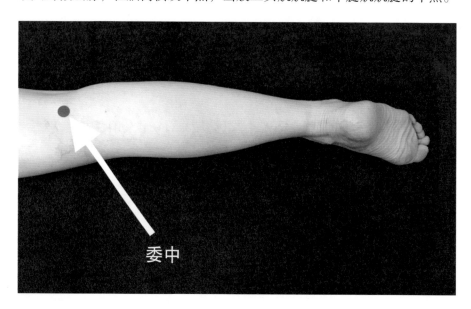

委中

三、按摩合穴的功效

即使读者不敢扎针，也可以在肘膝的合穴关节处自我按摩推拿，作为日常的保健。关节是最容易形成气血阻塞之处，所以中医经常提到要滑利关节，即指润滑关节而利于活动。

所有的合穴都是位于肘膝关节附近的位置，按摩推拿合穴，除了有滑利关节的作用外，也有缓和关节酸痛、疏通经络、调和阴阳的作用，可作为平日的自我保健功法。

《难经·六十八难》云："合主逆气而泄。""合"是指合穴，"主"是指主治，"逆气"是指气机上逆的病症，如肾不纳气所造成的气喘咳嗽等症状。此外，肾开窍于二阴（二阴是指前阴的尿道口、阴道口，后阴则是指肛门），若肾受邪则肾气不足以制约二阴功能，就会产生遗尿、遗精、大小便失禁等泄下症状，此皆由于肾气虚衰、真元亏损而引起的病症。

以五行的属性而言，阴经合穴的五行属水，能补肾水之不足，也可以治疗由于肾气不足所导致的逆气和泄下等问题。而阳经合穴的五行属土，能补脾胃之不足，可治疗胃疾，如中气不足所导致的气逆虚喘等问题，及因脾胃之土气虚衰，土不克水而导致水气泛滥的泄泻拉肚子等问题。

除了肾和胃有逆气而泄的问题外，其他脏腑也可能会产生逆气而泄的症状，如肺气逆的咳喘、肝气逆的肝阳上亢、肝郁克脾的泄泻等。合穴能调整脏腑功能而扶正祛邪，且合穴位于肘膝处，所以可治疗肘膝部位的疼痛，以上是属于所有合穴在治疗功能上共通性的部分。

而每条经脉上的合穴，对该经脉循行所通过的路线，都具有疏通的作用，这是属于经脉上的穴位，能治疗该经脉循行路线的疼痛与症状，所谓"经脉所过，主治所及"。此外，亦可疏通与该经脉相连通的脏腑疾病，如曲池穴为大肠经的合穴，不但可治疗手肘疼痛，也能治疗大肠经循行路线的疼痛，如前臂痛等。此外，也可以治疗肠道疾病，如便秘等大肠疾患。

因此，思考合穴的功效，要以逻辑性的方式推演归纳，而不是去死背硬记，作者将以上所提及的合穴功效，归纳为以下几点说明，读者可再自行举一反三。

◎合穴功效。

（1）治疗肘膝问题。

（2）治疗合穴所属经脉循行路线的疼痛与症状，即"经脉所过，主治所及"。

（3）治疗与该经脉连通的脏腑疾病。

（4）阴经的合穴属水，可补肾水不足与治疗水液代谢的问题；阳经的合穴属土，可补胃土的中气虚弱不足。

（5）可治疗合穴所属经脉及脏腑"逆气而泄"的问题。

（6）根据该合穴的五行属土或水，与该经脉的五行属性，所产生的生克关系，可借此对该经脉进行补虚泻实的调节。

有关第六点所述之合穴与该经脉的五行关系，以三焦经的合穴天井穴为例，三焦经的五行属火，而天井穴的五行为土，在五行的相生关系中火生土，所以天井穴即为三焦经的子穴，凡是三焦经的实证或热证，都可以扎天井穴以泻之，此即经脉理论中"实则泻其子"的用法。

又如肝经合穴曲泉穴的五行为水，而肝经的五行属木，在五行的相生关系中水生木，所以曲泉穴即为肝经的母穴，凡是肝经的虚证或寒证，都可以扎曲泉穴以补之，此即经脉理论中"虚则补其母"的用法；又如心经的合穴少海穴的五行属水，而心经的五行属火，在五行的相克关系中水能克火，所以凡是各种心火过盛所导致的症状，都可以扎少海穴以制之。

以下作者对推拿按摩肘膝关节合穴的功效略作说明，无法涵盖所有的主治功能，有兴趣的读者，可再自行深入研究。

1. 肺经的合穴——尺泽

尺泽穴是肺经的合穴，五行属水，而肺经的五行属金，以五行的相生关系而言，金会生水，所以尺泽穴为肺经的子穴，可治疗肺经的实证或热证。因此，对于肺经实热证所引起的咳嗽气喘、胸部胀痛、支气管炎、肺炎、咽喉肿痛、青春痘等病症，皆能有所助益。推拿按压这个穴位，有清肺热、降逆气、治咳逆上气等功效。

按摩尺泽穴的具体方法是，略微屈肘靠胸腹前，用另一手的拇指指腹放在该穴上，其余四指放在前臂及肘尖的部位以托住手肘，在尺泽穴按揉3分钟。然后，换手按揉对侧的尺泽穴3分钟。按揉的时间可弹性调整，

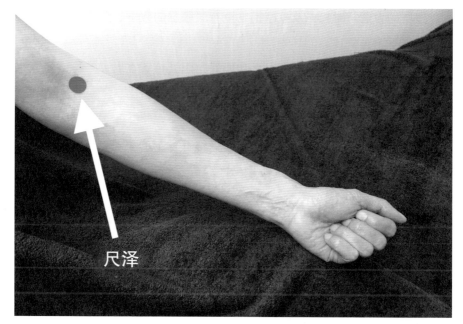

尺泽

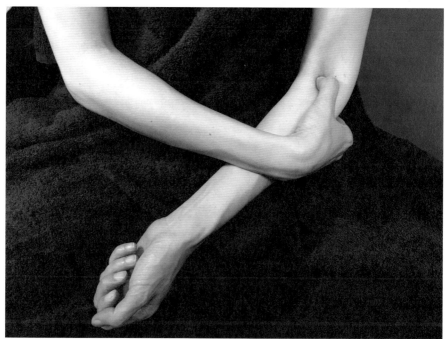

若时间充裕，可先以顺时针的方向按揉，接着再以逆时针的方向按揉。按摩推拿时不可用力过猛，宜用柔缓的渗透力刺激穴位，以达酸胀感为原

则。按压的力道与时长，及按摩推拿至有酸胀感的程度，此为按摩推拿的通则，以下不再赘述。

按摩推拿尺泽穴，除了有以上功能外，因其位置在肘关节处，所以也可以治疗肘关节的疾病，如网球肘等症状。此外，中医五行理论中提及，在五行的相生关系中金可生水，尺泽穴的五行属水，除了可泻肺的实热证外，亦可透过按摩尺泽穴而调整肺气，以达补肾水的功效，所以也是很好的补肾穴，可以透过降肺气而补肾，特别适合治疗"上实下虚"的高血压患者。

所谓的"上实下虚"，即指有口干舌燥、容易上火、嘴破口臭的上实症状，再加上又有腹部发冷、大便不成形、腰酸腿冷的下虚症状。按摩推拿尺泽穴，可透过泻肺经，能将肺经过盛或壅堵的能量，转化到肾经以补肾，可说是一举两得，这种方法称为"泻肺补肾法"。

2. 心包经的合穴——曲泽

曲泽穴是心包经的合穴，按摩此穴可缓解胸闷、心慌、心痛、中暑、胃痛、呕吐、臂痛等症状，经常按摩本穴也可以保护心脑血管。此外，前文已提及手厥阴心包经可以平衡足阳明胃经，所以曲泽穴不但具有心包经

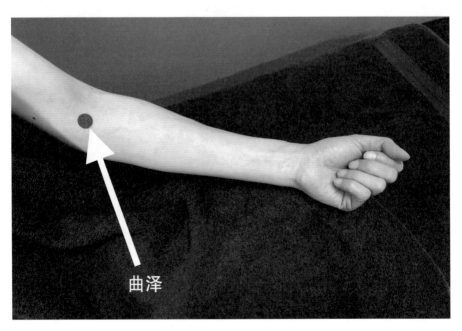

曲泽

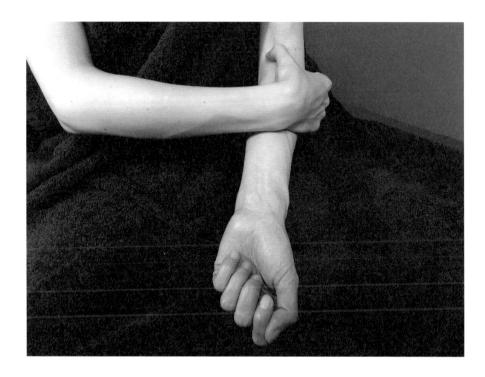

穴位可治疗心脏疾病的功效，且对于伴有胃部不适、恶心、呕吐等症状的心脏病患者尤为适宜。

按摩曲泽穴的方法，和按摩尺泽穴的方法相同，只是位置上的不同。曲泽穴在肱二头肌肌腱的尺侧缘的凹陷处，而尺泽穴在肱二头肌肌腱的桡侧缘的凹陷处。

3. 心经的合穴——少海

少海穴是属于心经的合穴，五行属水。在五行的相克关系中水能克火，所以凡是由于心火过盛所导致的症状，如心区痛、心烦而导致失眠等，都可借由按摩少海穴以缓解症状。

由于心主神志，有关神志方面的问题，如心神不宁、心情抑郁、精神官能症等，持续推拿按摩少海穴以疏通心气，可疏解抑郁的心情。

前文提及《难经·六十八难》云："合主逆气而泄"，所以若是由于心烦上火的喉咙痛，这也是属于心经"逆气"的问题，也可以透过按摩少海穴而得到缓解。

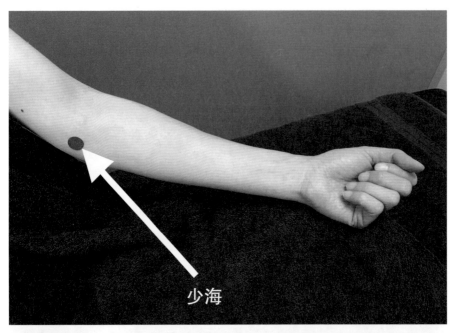

少海

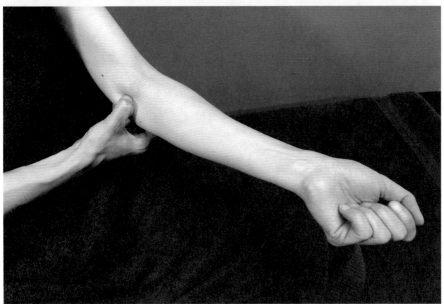

4. 大肠经的合穴——曲池

曲池穴为大肠经的合穴，五行属土。大肠经的五行属金，所以曲池穴是大肠经的母穴，可以补大肠经。许多针灸书籍都强调曲池穴可以清热，

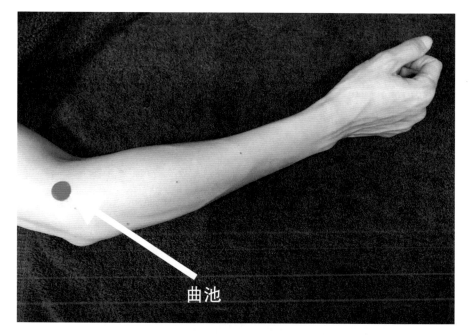

曲池

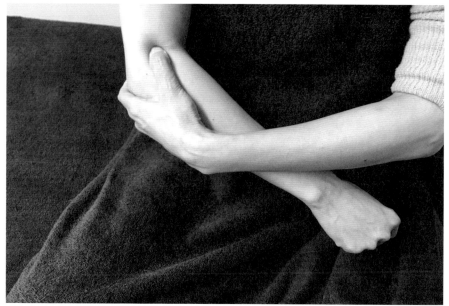

但为何曲池穴可以清热的原理，却没有被提及。作者先前也对此问题感到
疑惑，曲池穴的五行为土，以中医理论而言，大肠与肺相表里，照理说此
穴是具有补益大肠经、肺经的功能，但针灸书籍并不强调曲池穴可补益大

肠经、肺经，即所谓"培土生金法"的运用，反而强调其主治功能是清热解表、散风止痒、消肿止痛，这实在令人不解。

但经作者反复思索后，终于悟出其中的奥义，由于曲池穴的五行属土，所以能补脾胃之不足。脾胃中焦为身体脏腑的枢纽，负责升清降浊，使气机得以通畅，就不会有郁热化火的问题，所以可透过健脾胃而调畅气机，并疏通郁热。

另外，合穴也主治"逆气"的问题，大肠经有逆气，除了会造成便秘之外，大肠与肺相表里，也容易导致肺有上火的症状。而曲池穴正可以治此"逆气"的问题，一方面可促进排便，另一方面可补肺，使肺系统能发挥其"宣发"和"肃降"的功能，使身体的湿热，透过"宣发"和"肃降"的功能，而得以清体表之风热，又能泻体内之火邪，是一个可表里双清之要穴。

因此，按摩曲池穴，不但可治疗手肘疼痛，也能治疗大肠经循行路线的疼痛，如前臂痛等。此外，也可疏散风热所致的头痛、咽喉肿痛，或风热犯肺的咳嗽、气喘，或是风疹、荨麻疹、变应性鼻炎等；亦可调节大肠功能，可治疗湿、热、气、血壅滞于大肠，缓解由于肠胃内热所致的头痛、齿痛、腹胀、腹痛、急性肠胃炎、吐泻、便秘、女性阴道分泌物增多等症状。

5. 三焦经的合穴——天井

天井穴的五行属土，而三焦经的五行属火，在五行的相生关系中火生土，所以天井穴是三焦经的子穴，可以泻三焦经的火气，即"实则泻其子"的运用。三焦是一个将五脏六腑都包括在其中的大空腔，也可以解释成是体内五脏六腑之间的空腔部位，是身体气血津液的通道。

《中藏经》云："三焦通，则内外上下皆通也"，三焦可分为上焦、中焦和下焦。将五脏六腑分为三个区域，分别是上焦的心、肺；中焦的脾、胃、肝、胆；和下焦的大小肠、肾与膀胱的生殖泌尿系统。此外另有一说，就生理及病理功能划分，将肝、胆归为下焦，亦提供此观点作为参考。上焦有宣发肺气的功能，中焦有消化吸收和转输水谷精微物质的功能，

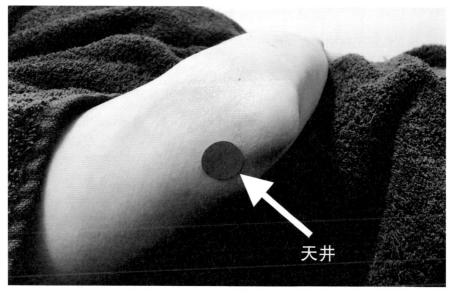

天井

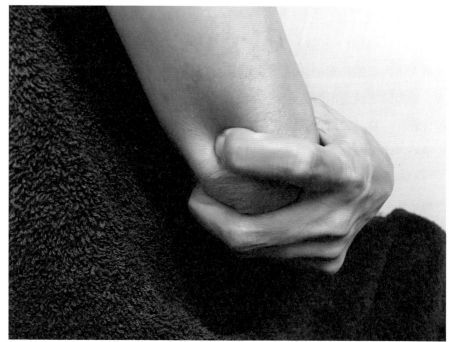

下焦有排泄粪便和尿液的功能。因此，《类经附翼·求正录》认为三焦是
"五脏六腑之总司"。

三焦经除了有以上功能外，以现代医学而言，也包括了内分泌系统，

三焦若是不通畅，就会造成内分泌失调，所以对于现代人常见的精神压力，或女性围绝经期综合征所产生的情绪不稳定等症状，都可以从三焦经调节。

而天井穴为三焦经的子穴，可用来宣泄三焦经的火气，具有清热凉血的作用，按摩该穴位，可缓解因三焦经火气郁结，而导致的偏头痛、颈肩痛、背痛、扁桃体炎、睑腺炎、淋巴结核等症状。

6. 小肠经的合穴——小海

小海穴的五行属土，而小肠经的五行属火，在五行的相生关系中火生土，所以小海穴是小肠经的子穴，可以泻小肠经的火气，即"实则泻其子"的运用。

小肠经的循行走向，从小指走到上臂、肩胛骨、颈部、脸部、耳朵，它的循行路线，也是它所主治的范围，此即"经脉所过，主治所及"。《黄帝内经·灵枢·经脉》也提及，小肠经是"主液所生病者"，"津液"是指人体内脏腑孔窍的体液，及正常分泌物，中医理论提到"汗为心之液，涕为肺之液，泪为肝之液，涎为脾之液，唾为肾之液"。此外，也应包含乳汁、月经、白带、胃液、精液等体液，凡是与"液"有关的疾病，均须检视小肠经是否有堵塞不通的问题。

《黄帝内经·灵枢·经脉》提及，小肠经"抵胃属小肠"，所以小肠经与小肠有内部的连结，若小肠吸收营养不佳，就会出现造血功能障碍及贫血等症状。若小肠经堵塞不通，也可能会出现如喉咙肿痛、脸颊肿胀、无法转动脖子、耳朵重听、眼睛带黄、上臂至肘部疼痛等症状。若是这种种症状，是属于小肠经的实证或上火所造成，就可以按摩小海穴，以泻小肠经的火气。

小海穴在肘关节尺骨鹰嘴与肱骨内上髁之间的凹陷处，拨动该穴就会发麻，像触电一样。经常拨动按摩小海穴，可增强它的传导力，也可强化心脏功能。小海穴的五行属土，不但可消除小肠经的燥火，也可强健脾胃，增强消化功能。

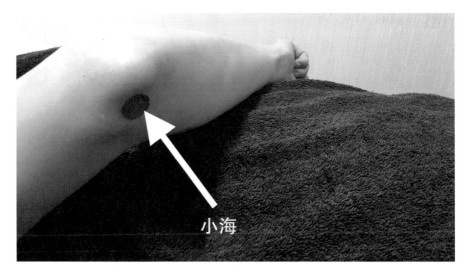

小海

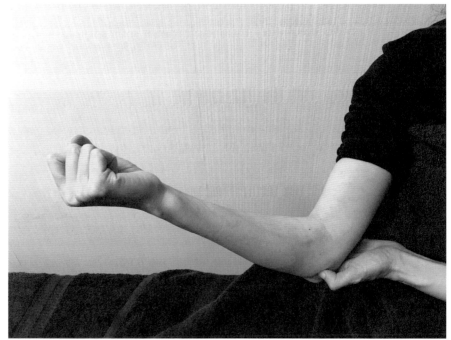

7. 脾经的合穴——阴陵泉

阴陵泉穴为脾经的合穴，五行属水，即透过针刺或按摩阴陵泉穴，可以调理脾脏及脾经中有关水湿的问题，有健脾利湿的功效。

五脏之中，脾在中焦，是身体气机升降的关键。脾胃为"后天之本，

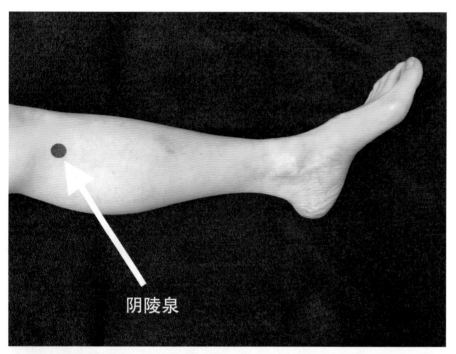

阴陵泉

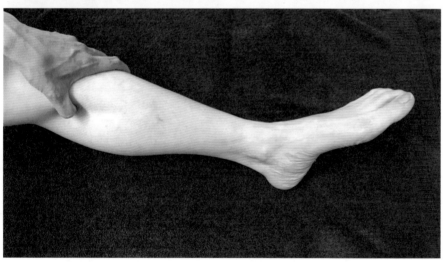

气血生化之根源"，人一出生后，就要透过属于"后天"的脾胃，将所摄
入的营养物质运化全身，以供应全身的脏腑气血之所需。胃的功能负责受
纳，而脾的功能负责运化。食物进入胃以后，由胃受纳腐熟，并将食物变
成食糜，再由脾进行消化、吸收，化生为精微营养物质，再运送至全身。

脾为阴土，喜燥恶湿。若湿气过盛，就会产生痰饮，中医理论提到，"脾为生痰之源""痰为万病之源""怪病多因痰作祟"。可见若脾产生问题，就无法运化水湿，水湿停滞的结果，就会变成痰饮，而造成各个脏腑的疾病，可由按摩阴陵泉穴以健脾利湿，调理脾脏及脾经中的水湿停滞问题。

若湿气过盛，会导致消化功能失调，而产生胃脘胀满、不思饮食、大便不成形等症状。而若是脾经堵塞，从脾经的循行路线而言，从大脚趾内侧，沿着脚内缘、小腿、膝盖、大腿内侧到腹股沟的脾经路线上，出现发冷、酸、胀、麻、疼痛等症状，都可以按摩阴陵泉穴，得到疏通缓解。

8. 肝经的合穴——曲泉

曲泉穴的五行属水，而肝经的五行属木，在五行的相生关系中水能生木，所以曲泉穴是肝经的母穴。凡是肝功能下降，或是肝经虚弱、气血不足，都可以借由针刺或按摩曲泉穴以补其不足，此即"滋水涵木法"的运用，可以补肾也可以补肝。

在中医理论中，肝的其中一项功能是"主藏血"，藏就是储藏的意思，包含了三个含意，其一是指肝犹如一个"血库"，可以把人体中暂时不用的血液储藏其中。第二个含意是指肝是血液的"调度中心"，除了储藏有一定容量的血液外，还会依据身体的需要，适时地调节血量。如夜间睡眠时，身体所需的血量减少，部分血液就会回流到肝脏，并加以储藏；而当工作或从事剧烈活动时，身体需要更多的血量以供应活动需求，血液就会由肝脏输出，以供其使用。

而藏的第三个含意，就是指收摄、控制约束功能，即"肝，摄血也"。肝会协同脾将血液约束在脉道之中，若肝功能异常，而无法控制血行于脉道之中，就会造成人体的各种出血症，如脑出血、视网膜出血、流鼻血、胃出血、便血等症状。

肝还有一个与男性相关的功能，就是"肝主宗筋"，宗筋是指男性的生殖器。肝经的循行路线会通过阴器，而宗筋就是男性的阴器。因此，若肝经的气血能量不足，则会影响到宗筋与男性生殖方面的问题。

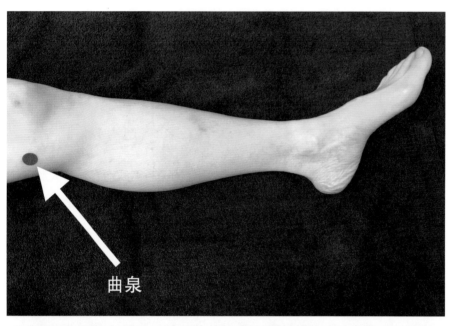

曲泉

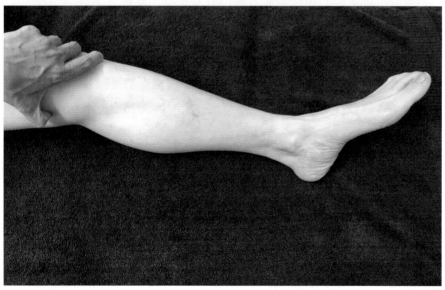

　　而曲泉穴为肝经的母穴，中医理论提及"虚则补其母"，所以对肝虚
所导致的头涨眩晕、眼花目涩、心恐善惊、男性阳痿早泄、女性血亏不孕
等症状，都可以借由针刺或按摩曲泉穴而起到补益的作用。此外，曲泉穴
的五行为水，所以对于肝经的湿盛问题，也有利湿解毒的功效。

9. 肾经的合穴——阴谷

阴谷穴是肾经的合穴，五行属水。因此，有关肾经上的水湿问题，如小便不利、尿道感染、遗精、阳痿早泄、阴囊湿痒、阴道瘙痒、带下等症状，都可以借由按摩阴谷穴而得到缓解。

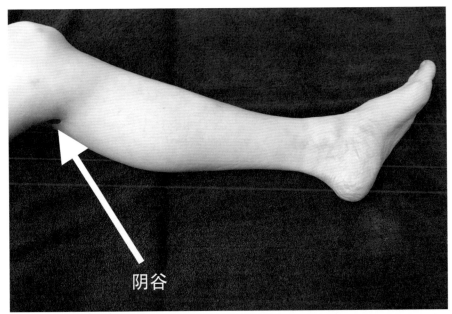

阴谷

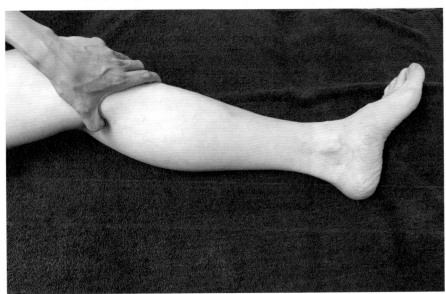

此外，由于该穴为水穴，所以凡是肾经虚火上炎而导致的口干舌燥、发热、咽肿、喉咙干痛、心烦等症状，也都可以透过按摩阴谷穴，以水克制肾火上炎的"逆气"问题。此外，该穴位于膝盖内侧，也可以治疗内侧膝盖痛的问题。

10. 胃经的合穴——足三里

足三里穴的五行属土，可强健中焦的脾胃功能。在人体的穴位中，足三里穴可说是极为重要的穴位。《四总穴歌》云："肚腹三里留"，即指凡是肚腹脾胃方面的病症问题，都可以用足三里穴治疗。

足三里穴不仅是胃经的合穴，也是胃腑的"下合穴"，《黄帝内经·灵枢·邪气脏腑病形》云："合治内腑……胃合于三里"，而《黄帝内经·灵枢·四时气》亦云："邪在腑，取之合"。因此，足三里穴可以用来治胃病，经常按摩足三里穴，能有效地调节脾胃功能，并增强全身的气血能量。

足三里穴也是延年益寿的重要穴位，谚语云："三里常不干，身体保平安"，即指经常艾灸足三里穴，可令身体康宁平安。不过要注意的是，30岁以下的人或是幼儿，除非是罹患脾胃虚寒症，不宜经常艾灸足三里

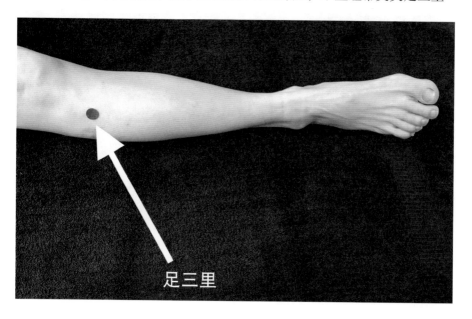

足三里

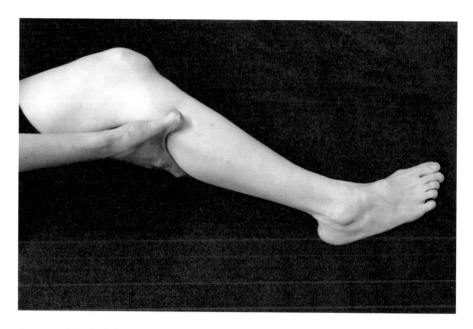

穴，否则易造成气血的壅盛不通。

中医理论提及，脾胃为"后天之本，气血生化之根源"，而足阳明胃经又是一条多气多血的经脉。因此，按摩足三里穴，除了可以治疗消化系统的疾病外，也可以治疗由于气血能量不足，或循环不佳所导致的高血压、糖尿病、头痛、头晕、产后乳汁不足等问题。由于可增益气血能量，所以亦有养颜美容、补中气、提高免疫力等功效。

11. 胆经的合穴——阳陵泉

阳陵泉穴是"八会穴"之一，"八会穴"中的"筋会阳陵"，即指筋气会于阳陵泉穴，为治疗筋病的要穴。具有舒筋和强筋的作用，如治疗落枕、各种筋伤、脑卒中半身不遂的主症或后遗症等筋病。

阳陵泉穴不仅是胆经的合穴，也是胆腑的"下合穴"。因此，阳陵泉穴可以用来治胆病，而"肝胆相表里""肝胆多同病"，所以常肝胆同治，如肝郁气滞、肝胆湿热、肝胆实火等所引起的病症，都可以使用阳陵泉穴作为治疗。

阳陵泉穴也是治疗胆囊疾病的要穴，针刺或按摩阳陵泉穴，对胆囊疾病有缓解的作用，可消炎并疏利胆汁，且有一定的排石效果，对急、慢性的胆囊炎、胆绞痛、黄疸、胆结石等症状，均有其疗效。

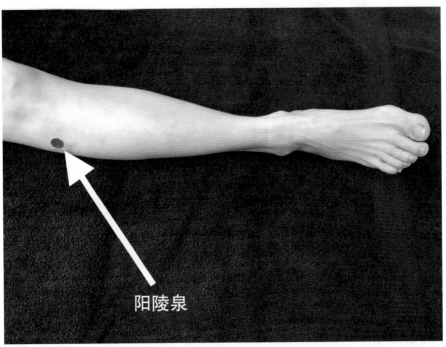

阳陵泉

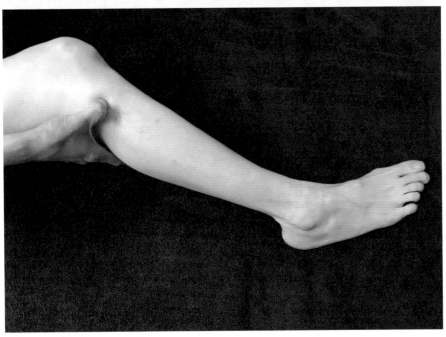

12. 膀胱经的合穴——委中

委中穴不仅是膀胱经的合穴，也是膀胱腑的"下合穴"，不仅可以治疗膀胱经的问题，也可以治疗膀胱脏器的问题。举凡泌尿生殖系统疾病，如治疗小便不利、遗尿、尿潴留等症状，都可以借由针刺或按摩委中穴，而得到缓解。

《四总穴歌》云："腰背委中求"，即指凡是腰背的病症问题，都可以用委中穴治疗。许多针灸歌赋也都提及委中穴可治腰痛，如《席弘赋》提道："委中专治腰间痛"，《灵光赋》也提道："五般腰痛委中安"。腰酸背痛可说是现代人的文明病，也是在针灸临床上最常见的痛症之一。只要经常按摩委中穴，就有助于强化腰腿力量，以缓解腰酸背痛。

背部的主要经脉为督脉和膀胱经，所以经常按摩委中穴，就能疏通背部的膀胱经，以增加气血循环。由于膀胱经夹着督脉，所以只要打通膀胱经，就能解决多数的腰背痛症。除了可以缓解腰背疼痛外，"经脉所过，主治所及"，也可以用来治疗下肢无力、膝关节病变、小腿抽筋、脖子酸痛僵硬等病症。

由于委中穴的五行属土，所以也可以治疗消化系统疾病，如腹痛、急性吐泻、急性胃肠炎等问题。

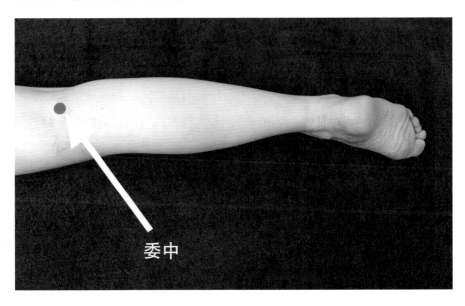

委中

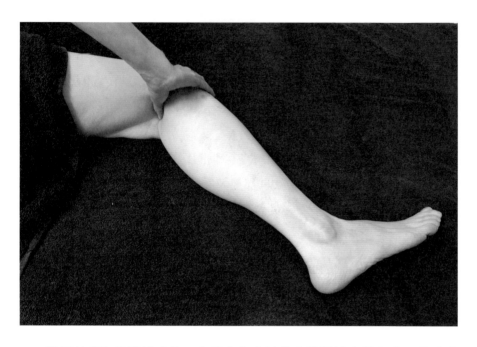

除了针刺与按摩治疗外，在委中穴也经常会使用放血的方式，以治疗急性腰扭伤，但对于虚证的患者需谨慎使用。

四、太极全息简介

1973 年张颖清教授发明了"生物全息诊疗法"，他的研究指出，在人体第二掌骨侧的全息穴位分布节段上，正好与这些穴位所对应的人体部位或器官，在整体上的分布节段相同。所以可以根据压痛点的反应和相对位置，来确定人体的对应部位或器官是否出现病变。并可透过在第二掌骨侧的全息穴位上，施以针刺或按摩疗法，而治疗在人体对应部位或器官的疾病。这种诊法和疗法，称之为"生物全息诊疗法"。

张颖清教授的《生物全息律》观点，认为在生物体中，相对独立的局部称为"全息元"，同时也蕴藏着整体的全部信息，全息元可说是与整体成比例的缩影。如人体的上肢肱骨、前臂骨、第二掌骨、下肢的股骨、小腿骨等都是全息元，都是人体的一个缩影。

"生物全息"的观点，目前被广泛地运用在中医的诊断与治疗上，如中医的脉诊，有脉诊老师认为，诊脉之法就是在摸"脉人"。将脉管的寸关尺部位，当作是一个人体来对应检视，脉管的每一个部位，可对应到身体的相应部位，哪一个脉点出现异常，即代表人体的该相关部位或脏腑出现异常。

舌象诊法也是如此，将舌头看成是一个人形，舌头的哪个部位出现异常，即代表人体在该相关部位或脏腑出现异常。面部的望诊也是如此，人体中的全息相应诊断法可以说是不胜枚举。

"生物全息"的观点，也被广泛地运用在各种针法的治疗上。如脐针疗法将肚脐视为人体的缩影，腹针疗法则是以腹部作为人体的缩影，耳针疗法则认为耳朵形如胚胎倒影式的耳穴分布。又如头皮针、掌针、脚底反射区等疗法，都是全息法的运用。

在董氏奇穴中有许多特殊穴的发现，也与全息反射区有关；而谭氏平衡针法中的"镜像反射全息"和"影像反射全息"，也是全息法的运用。"王氏脏腑全息针法"则是运用"信息全息平衡"，以合穴倒马针作为太极全息的运用。

古代圣人仰观天象与俯察地理后，了悟"在天成象，在地成形"，人居于天地之间，为天地人三才之一，人身也是小宇宙，其理皆相通。古人虽未提到全息的名称，但全息的概念已蕴藏其中。中医学的整体观，即"天人合一"体系下的观念，认为人身即为一个小宇宙，而人体的任一局部，又可成为一个完整人体的缩影对应，即整体包含局部，而局部也蕴藏着整体的完整信息。

而什么是"太极全息"呢？太极有大太极、中太极、小太极。太极可大可小，全息也是可大可小，古人说："一花一世界，一叶一如来""芥子纳须弥"，小小的芥子种子，也蕴藏着须弥山或是宇宙的全息。中医也有"一物一太极"的概念，人身整体的太极中心点以肚脐为中心，但以"一物一太极"的全息观点而言，全身又有许多的太极点。

人体的大太极，即手足各有一太极，即各以肘膝为太极，手肘为上肢的太极点，膝盖为下肢的太极点，将手垂直放下时，也可发现手肘的位置，正好位于肚脐的水平线上，所以肘、膝对应于肚脐。

以"谭氏平衡针法"所提到的"镜像反射全息"而言，肩关节对应髋关节，肘关节对应膝关节，这可视为一种大太极的全息。若以手腕和脚踝关节作为太极中心点，那么往下至手指及脚趾，往上至手肘及膝盖，也可以作为一种全息对应，这可视为中太极的全息。或是从腕踝往上至肩关节及髋关节，这也可以视为一种全息，只要按照等比例的相应顺序即可。如果是局部的小全息，如第二掌骨全息，由手指往掌根的顺序，依次对应头、颈、上肢、肺心、肝、胃、十二指肠、肾、腰、下腹、腿、足，这种全息对应，可视为一种小太极的全息。

以太极全息而言，身体的每一节段都可以对应整体，此即"一物一太极"，如果将肩到手视为一节段，而肘到手也视为一节段，肩膀是不是就对应到手肘呢？因此，扎在肘关节上，也可以治疗肩关节的问题。在临床上治疗患者的肩痛，若依疼痛部位，诊断为病在大肠经，可以扎对侧的曲池穴与手三里穴，通常就可以得到立竿见影的疗效，这就是中太极全息的具体运用。

全息的对应相当活泼多样化，不可拘泥。人体全息的奥妙，即在可取身体的任一个节段，来做等比例的全息对应。

第六篇

王氏脏腑全息针法的核心理论

在作者的诊所里，经常可看到原本愁容满面的患者在扎完针后，作者轻拍其患部，并询问他们现在的感觉如何？患者往往会睁大眼睛惊讶地对作者说："这真是太神了！""我的天啊，我的疼痛消失了！""你是怎么做到的？"作者会微笑地回答："你来对地方了""这是我的魔法"。

而作者每日在诊所中所使用的神奇针法，就是作者所发明的"王氏脏腑全息针法"。无论是痛症、内科杂病或脏腑病的患者，都可以使用同样的穴位治疗，一般所使用的针数为二到六针，对绝大多数患者的治疗效果都非常好。

在本篇中，作者会详细地说明"王氏脏腑全息针法"的核心理论。"王氏脏腑全息针法"，是整合了谭氏平衡针法、董氏针法、合穴与太极全息的部分理论观点，再加上作者长期的思索体悟与实证，所创制出的一套新针法系统。这是一套极为便捷的针法，经作者多年临床实践验证确实有效。

"王氏脏腑全息针法"，在命名上取"脏腑"两字，即是强调本针法不仅可快速缓解一般痛症外，重点是"标本同治"，可同时提升脏腑与经脉的气血能量，促进气血循环，故能通治脏腑病。取"全息"两字，即指以"合穴倒马针"为治疗核心，可达"信息全息平衡"。

"王氏脏腑全息针法"是一套革新性的新针法理论系统，具有系统性的理论架构，与确实有效的实证疗效，且易学、易懂、易操作、效果好。其最大的特色是穴位固定，免去烦琐的各种配穴法。

此法所使用的穴位，都是位在肘膝关节附近的合穴与其倒马穴，除了易于施行针术外，且由于合穴为经气深藏聚合之处，所以针刺合穴可达事半功倍的治疗功效。"合穴倒马针"，是"王氏脏腑全息针法"的核心思维，重中之重的治疗观点。以合穴倒马针为主轴，再透过拍打或动气针法，引气至患处，站在平衡调气的高度，透过经脉平衡，以调理脏腑之气，可同时治疗痛症与脏腑病，而达到标本同治。

因此，无须强记各种穴位的主治功能及复杂的配穴，不但具有简易高效的临床操作性，也是异病同治的具体展现，对许多病症均能收到良效。对于一些复杂不易辨证的疾病，此针法更能展现其优越性，因为可同时平衡十二经脉，所以亦可在不易辨证的情况下，仍得到相当的疗效。

传统的中医治疗，强调要辨证论治，必须要在诊断患者的疾病证型后，才能确立治疗原则，并开立中药处方或处以针灸配穴。以针灸治疗头痛为例，头痛的诊断，可分为"外感"与"内伤"两大类。"外感"又可分为风寒、风热、风湿等诸多证型；"内伤"又可分为肝阳上亢、气虚、血虚、肾虚、痰阻、血瘀等诸多证型。在确定证型后，才选用配穴，而面对不同的证型，则需选用不同的配穴，可说是相当繁复且不易掌握。而"王氏脏腑全息针法"的殊胜之处，就是在治疗上不需要分证型，所以在操作上非常简便。

打一个比方，传统中医针法的辨证，如同以手枪射击，必须要有精准的定位，才能击中目标。但"王氏脏腑全息针法"的疗效，则如同镭射制导飞弹的投放，不但能精准打击，且覆盖面更加广泛，只要是属于"王氏脏腑全息针法"的适应证，即使不分证型，都可以达到良好的治疗效果。

此外，"王氏脏腑全息针法"也提出一个新的针法学术观点，即不能仅只停留在"得气"的阶段，尤其是在痛症的治疗上，一定要做到通气破结。在"王氏脏腑全息针法"的应用上，对通气破结的操作与应用，超过对"得气"的重视，筋结或气结若能被通破，痛症也会消失或得到缓解。

以下会针对"王氏脏腑全息针法"的基本核心观点，详细地阐述说明，也会说明本针法与谭氏针法、董氏针法的相关与歧异之处。

一、以经脉平衡治疗痛症

在痛症的治疗上，作者采用了谭氏平衡针法中"针法一二三"（Acupuncture 123）的步骤，但在步骤三所采取的方式与穴位，则与谭氏平衡针法有所不同。

谭氏平衡针法提出"针法一二三"的理论，认为针法的治疗，必须要按照以下三个步骤进行：

◎针法步骤一（Acupuncture 1）：诊断疼痛的患处在哪条或哪些经脉上。

◎针法步骤二（Acupuncture 2）：根据患处的经脉，而选取其相应的平衡经脉。

◎针法步骤三（Acupuncture 3）：在所选取的平衡经脉上，找出全息影像所对应的阿是穴下针治疗。

"针法一二三"的理论及操作上，首先要诊断疼痛的患处是在哪条或哪些经脉上，下一步再选取能平衡调整该病经的相应经脉。然后在相应的经脉上，根据比例对应，在阿是穴（天应穴）或全息对应点上扎针，这就是"针法一二三"的理论及操作。此法是采用传统的经脉诊断方法诊病，即辨识所病何经，再结合现代的全息理论，在所选取的平衡经脉上，对照比例上的阿是穴痛点取穴。

"王氏脏腑全息针法"在痛症的治疗步骤上，步骤一也是要先判断出患处是在哪条或哪些经脉上。步骤二再找出能平衡调整该病经的相应经脉，而在步骤二平衡经脉的选取上，谭氏平衡针法中有六个平衡系统可选用，但在"王氏脏腑全息针法"中，只采用谭氏平衡针法治疗痛症的系统一到系统三，与系统六的这四种方法。即系统一的"同名经"、系统二的"别经"、系统三的"表里经"与系统六的"本经自治"。

但要说明的是，在谭针系统中，系统一、三、五要以对侧平衡，即扎在健侧上；而系统二、四、六，则健侧或患侧的任一侧皆可扎。但在"王氏脏腑全息针法"中，由于要配合动气针法的操作，虽然系统二和系统六可扎任一侧，但作者通常都是采取对侧扎法为主，即扎在健侧上，也符合"左病右治，右病左治"的原则。

在选出平衡经脉后，就进入步骤三，在"王氏脏腑全息针法"中，治疗痛症的步骤三，不是使用谭针的穴位，而是以所选出平衡经脉的合穴倒马针来平衡。

除了选用穴位的不同之外，以意义上而言，谭氏平衡针法在平衡上是属于"比例对应式全息平衡"，是采用镜像（Mirror）或影像（Image）的平衡，是一种比例式的平衡，在平衡经脉上，找出比例对应上的阿是穴痛点施针。而"王氏脏腑全息针法"是属于"信息全息平衡"，并不是采用比例对应式的方法，而是强调太极全息，以合穴倒马针达"信息全息平衡"，引导气血至患处，以平衡堵塞或能量不足的经脉。

二、平衡十二经脉以通治脏腑病

在本书第七篇的"王氏脏腑全息针法的治疗模型发展历程"，会说明作者在治疗脏腑病的思维上，由谭氏平衡针法中的"太阴阳明证型"（阴阳动态平衡理论），到针刺肝脾肾三条经脉，可平衡全身十二条经脉，最后体悟到只需要同扎单侧的手三阳经或手三阴经或足三阳经或足三阴经，即可平衡全身十二经脉的思路进展过程。

在本节中，仅说明"王氏脏腑全息针法"为何可透过针刺手三阳经或手三阴经或足三阳经或足三阴经，即可平衡全身十二条经脉，以通治脏腑病。

在"王氏脏腑全息针法"中，作者是采用谭氏平衡针法的系统一到系统三，及系统六的平衡法，作为经脉平衡法的运用。读者可参照第三篇的"治疗痛症的六个平衡系统"，对上述提及的平衡法略作复习。

以下将逐一由足三阴经、手三阳经、手三阴经和足三阳经以表格图示，帮助读者理解每条经脉可透过不同的平衡系统，会与相应的经脉相互平衡。而只要同扎足三阴经或手三阳经或手三阴经或足三阳经，就可同时平衡全身十二条经脉。

首先，我们先来了解足三阴经是如何平衡全身十二条经脉，如以下表格所示：

同扎足三阴经可平衡十二经脉

	第一平衡系统 同名经	第二平衡系统 别经（脏腑别通）	第三平衡系统 表里经
肝经（足厥阴）	心包经（手厥阴）	大肠经（手阳明）	胆经（足少阳）
脾经（足太阴）	肺经（手太阴）	小肠经（手太阳）	胃经（足阳明）
肾经（足少阴）	心经（手少阴）	三焦经（手少阳）	膀胱经（足太阳）

通过这个表格，我们可以知道，扎肝经可同时平衡心包经、大肠经与胆经，当然也可治疗肝经本经。扎脾经可同时平衡肺经、小肠经与胃经，与治疗脾经本经。扎肾经可同时平衡心经、三焦经与膀胱经，与治疗肾经本经。透过这个原理可知，若同时针刺肝脾肾三条经脉，即可平衡全身十二条经脉。

若是以另一个角度来说明，肝经如果有病，也可以借由第一平衡系统的心包经来治疗，或是借由第二平衡系统的大肠经来治疗，或是借由第三平衡系统的胆经来治疗，或是借由扎肝经本经以自治。对于脾经或肾经的疾病，也是可利用此三种平衡系统或本经自治中的任一系统，找出相应的平衡经脉治疗，读者可参照以上表格，不再赘述。

以这个思路依此类推，同样地，同时扎手三阳经脉，也可平衡全身十二条经脉，如以下表格所示：

同扎手三阳经可平衡十二经脉

	第一平衡系统 同名经	第二平衡系统 别经（脏腑别通）	第三平衡系统 表里经
小肠经（手太阳）	膀胱经（足太阳）	脾经（足太阴）	心经（手少阴）
三焦经（手少阳）	胆经（足少阳）	肾经（足少阴）	心包经（手厥阴）
大肠经（手阳明）	胃经（足阳明）	肝经（足厥阴）	肺经（手太阴）

同样地，同时扎手三阴经脉，也可平衡全身十二条经脉，如以下表格所示：

同扎手三阴经可平衡十二经脉

	第一平衡系统 同名经	第二平衡系统 别经（脏腑别通）	第三平衡系统 表里经
心经（手少阴）	肾经（足少阴）	胆经（足少阳）	小肠经（手太阳）
心包经（手厥阴）	肝经（足厥阴）	胃经（足阳明）	三焦经（手少阳）
肺经（手太阴）	脾经（足太阴）	膀胱经（足太阳）	大肠经（手阳明）

同样地，同时扎足三阳经脉，也可平衡全身十二条经脉，如以下表格所示：

同扎足三阳经可平衡十二经脉

	第一平衡系统 同名经	第二平衡系统 别经（脏腑别通）	第三平衡系统 表里经
胆经（足少阳）	三焦经（手少阳）	心经（手少阴）	肝经（足厥阴）
胃经（足阳明）	大肠经（手阳明）	心包经（手厥阴）	脾经（足太阴）
膀胱经（足太阳）	小肠经（手太阳）	肺经（手太阴）	肾经（足少阴）

但此处的重点是，必须要同时扎手三阳经或手三阴经或足三阳经或足三阴经，才能达到同时平衡全身十二条经脉的效果。若是选择两条手阳经，再加上一条手或足阴经，或一条足阳经，都可能会无法平衡到所有的经脉，治疗效果就会受到影响。因此，若想平衡全身十二经脉，在"王氏脏腑全息针法"的经脉选用上，会在手三阳经或手三阴经或足三阳

或足三阴经中，择一种组合使用，而不会采用手二阳再加上一条手或足阴经，或于二阴再加上一条手或足阳经等手足阴阳混搭模式。

三、以合穴倒马针作为治疗的核心思维

"王氏脏腑全息针法"是以合穴为中心的倒马针，作为治疗上的核心思维。作者认为各经脉五输穴"井→荥→输→经→合"的能量流布上，脉气的运行是由小到大、由浅到深的过程，而合穴有着经气如江河汇聚于大海之义，既然合穴在经脉上拥有如此强大丰沛的能量，当然可将重点放在合穴上，以调整及平衡全身的气血能量。

肘膝合穴附近的肌肉丰厚，为气血深聚之处，扎针深刺可激发深藏的气血能量，对久病或病重者，可达到较佳的疗效。

以手阳明大肠经的曲池穴为例，在谭氏平衡针法的"镜像反射全息"中，可治疗对侧膝痛；而在"影像反射全息"中，则可治疗腹脐、腰部、眼、耳、头后枕部等问题。而以"王氏脏腑全息针法"所采取的"信息全息平衡"而言，针刺曲池合穴倒马的功效及治疗范围就更大了，能同时治疗痛症及脏腑疾病，达到标本同治的功效。

"王氏脏腑全息针法"在合穴理论中，只采用了合穴具有经气如江河汇聚于大海之义，而不牵涉到其他五输穴的理论功能、主治、五行属性及下合穴等概念。

不强调的原因，是因为这不是本针法理论的思路主轴，"王氏脏腑全息针法"是站在经脉平衡调气的高度来思维，而不是着重在合穴穴位的主治功能。虽说如此，但既然是扎在该穴位上，自然也会包括该穴位原本的主治功能，及下合穴等主治功能，但这是属于附带的效益，并不属于"王氏脏腑全息针法"的核心思维及内容。

此外，"王氏脏腑全息针法"取肘膝附近穴位的理由，除了在此区域的穴位符合合穴理论外，另一个重要的原因，则是在此区域可深刺透穴，若在腕踝部则较难深刺，而在肩部又不易定位，且患者需脱衣治疗，会较为不便。

以腰臀痛为例，以传统针法而言，可扎肾俞、大肠俞、环跳、委中等穴；而"王氏脏腑全息针法"则可针刺手肘的"肘阳六针"，因为可深刺，也适合痛症较严重或能量低弱者，亦可免去掀开衣裤之不便。再者，所选取的穴位都在肘膝关节附近，可容易且安全地施行针术。此外，关节处也如同是关卡一般，是气血能量容易堵塞之处，在此处扎针也有助于疏通经脉的阻滞。

在中医的治疗上，经常提到要滑利关节，即润滑关节使其利于活动。而所有的合穴都是位于关节的位置，刺激合穴可达滑利关节的作用。

"王氏脏腑全息针法"除了以合穴作为基本穴位外，配合上董氏倒马针法的理论，在肘膝附近的穴位，选取一个相邻的穴位，作为合穴的倒马穴，以协同治疗与强化疗效。如曲池穴搭配手三里穴、足三里穴搭配上巨虚穴等倒马穴组合，让治疗的力道倍增。

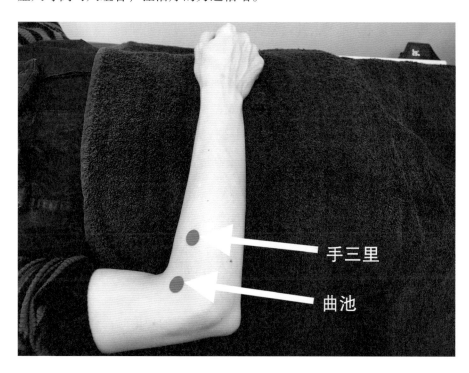

手三里

曲池

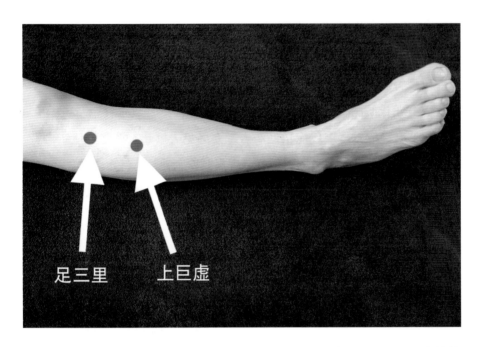

足三里　　上巨虚

"王氏脏腑全息针法"中合穴的倒马穴，有定穴但无定点，可就筋结或气结处取定位点，与合穴形成倒马组合，此合穴倒马穴与合穴之间的距离，通常会在1.5寸到2寸，最远以不超过3寸为原则。

以合穴结合合穴倒马穴的组合，可说是"王氏脏腑全息针法"的核心精髓，重中之重的观念，单用合穴的效果虽好，但再加上合穴的倒马穴，那更是疗效倍增。不但可提高疗效，也加大了治疗脏腑的范围。

"王氏脏腑全息针法"以合穴倒马针为主轴，再透过拍打或动气针法，引气至患处，站在平衡调气的思维高度，可同时调理痛症与脏腑而标本同治。

四、运用太极全息以达信息全息平衡

"王氏脏腑全息针法"在运用太极全息相应的理论时，是以肘膝作为太极，手肘为上肢的太极，膝盖为下肢的太极，对应于肚脐的部位。"王氏脏腑全息针法"采用合穴为基本穴，不只是根据合穴理论，也是因为在太极全息相应的理论中，合穴的位置相对应于肚脐。而人身整体之太极以肚脐为中心，其为人体的能量中枢，而肘膝对应于肚脐，因此针刺肘膝可治疗脏腑病。

"王氏脏腑全息针法"采用合穴为太极中心，再加上邻近的合穴倒马穴辅助，而形成以合穴为太极中枢的倒马格局，且蕴含了以上针治上部，下针治下部的全息意义。如果只扎合穴，那只能说是扎在一个点上，但若是加上合穴的倒马穴，那就是形成以合穴为太极中心点，向外画出圆形，想象一下圆规的形态，合穴犹如圆规的针，而合穴的倒马穴如同圆规的笔，画出的圆形可大可小，能量不断地向外波动振荡。

合穴的太极能量中心居中，当激活太极能量中心后，能量会如波浪般地往外涌动，经脉能量若能通畅地流动，即能通畅气血与缓解痛症，也能裨益所有的脏腑问题。

在"王氏脏腑全息针法"中，不强调肢体或躯干部位比例对应式的扎针点，所以不用对照比例上的阿是穴，而是强调太极全息，以合穴倒马针达"信息全息平衡"，引气至患处，以平衡堵塞或能量不足的经脉，经脉疏通后，症状及痛症也会迅速得到缓解。

五、王氏通气破结针法

作者在发明"王氏脏腑全息针法"后，即不断地思索如何更能增强本针法的疗效，在实践过程中，也领悟出一个新的针法学术观点，即在针刺过程中，要能做到通气破结。

在"王氏脏腑全息针法"的针刺手法上，无须使用弹法、刮法、摇法、搓法、飞法和捣法等方法，也不使用烧山火、透天凉等复合式手法，也无须使用补泻手法，唯一强调的是要做到通气破结。

作者将此针刺手法命名为"王氏三维通气破结行针法"，简称"王氏通气破结针法",为何要强调"三维"的原因,主要就是在强调针刺时,医者要注意针下的感觉,脑中要有一个三维立体的呈象,要体会气结及筋结的位置所在,并对其加以通气破结。

在传统的针法理论上,针刺治疗时会强调要有"得气感",即针下要有如鱼吞钩的沉紧感,患者也要有酸麻胀重的感觉。但在采用"王氏通气破结针法"时,并不着重要有"得气感",而是更强调要达到通气破结,通气破结比得气更重要。

若针下空虚无物,那反而是表示那个位置没有气结,并没有阻滞不通。但若是针下出现如同踩在泥淖里,有着难以拔出的沉滞感,或针象是被磁石吸住了,或刺到如同硬结之物,医者必须要进行通气破结,而不仅是留针了。

虽说气有夏浮冬沉之说,但我们还是要以患者目前实际的身体状况作为考量。若患者的病位及经脉堵塞的部位在沉部,即使是在夏天的季节也是要深刺;反之,若是病位及经脉堵塞的部位在浮部,即使是在冬天的季节,也是要在浮部浅刺。

话虽如此,但根据作者的经验,经脉的气结堵塞或筋结结块的位置,通常都在中部或中部略偏沉部的部位。但也有少数例子,通气破结的运用,是在浅表的部位。

有一位患者右脸颊至下巴区三叉神经痛已持续 20 年,长期服用止痛药,每天要吃 9 粒消炎止痛药,轻碰脸颊下巴处即感到非常疼痛。诊断为右侧大肠经及胃经堵塞,考虑其疼痛的部位在肌表,所以作者采取浅刺,先轻触其左手的肺经及心包经,在这两条平衡经脉的合穴,及合穴附近的结节处浅刺,并进行通气破结,针毕患者的疼痛感立即得到缓解。此案例即说明治疗肌表疼痛,需在浅部进行通气破结。

若判断所选取的平衡经脉无误,但扎针时却感觉到针下空虚,该部位并无阻滞感,可尝试扎在邻近的部位,或改以三寸针往更深的部位探刺。亦可先借由触诊以确定结节所在,针刺时医者需静心凝神以体会针下的感觉,探刺找到不同层次位置的结节后,再行通气破结之法。探刺的同时,即可了解气结或筋结阻滞的程度和范围，此法兼具诊断及治疗之功效。

治疗上以少针多刺为原则，可将针略为上提后，再调整针尖角度刺向不同的位置。借由针刺不同的深度及角度，以处理不同层次的气结或筋结，但在气结或筋结严重的情况下，可在该处多加一组合穴倒马，以及改用粗针通气破结，以达较佳的治疗效果。

每条经脉上，都可能会存在着气结或筋结，此为经脉的堵塞之处。以"王氏通气破结针法"而言，会在合穴附近的位置轻触探寻，若感觉有凹凸不平处，即是气结或筋结的位置。有些经脉的气结或筋结较深，轻触不易察觉，要往深层处拨筋才有感觉。

以"王氏通气破结针法"扎在反应点时，要从不同的深度及角度以通气破结。针尖就是探测器，需用心体会针下的手感是扎到何处，要能分辨是扎到筋结或是气结，还是骨头的感觉。千万不可已经碰到骨头后还在猛插，就会伤到骨膜。

在进行通气破结时，若气结的阻滞程度较轻，在行针几下后，就会感到如同突然刺破气球般，针下感到通畅无阻，即表示气结已通，此时患者的痛症，通常会立即消失或缓解，此即"通则不痛"。若还没有立即缓解，即表示还有其他的问题，若黏滞不通的程度较为严重，就需要进行多次的通气破结。

患者若是能量较低或阻滞严重者，在行通气破结针法时，不但会觉得行针黏滞，且阻滞范围大，好像踩在泥淖里，脚拔不出来的感觉，这也提示了预后不佳，需要多次治疗，患者更需加强配合功法锻炼，以提升疗效。亦可选择三阳经的组合来调理，因为三阳经中包含了阳明经，阳明经为多气多血的经脉，有助于能量特别低弱的患者以提升气血能量。

有些患者的痛症病程较久，在进行通气破结时，医者可能会感觉到在浮中沉各层中皆有阻滞感，需分层通气破结，而不是直接扎到中部或沉部，而略过浅表部的气结或筋结。

当使用"王氏通气破结针法"时，并不强调医者需以意念在针上导气，一般而言，在通气破结后，患者的疼痛就能立即消失或得到缓解。且在留针的过程中，患者只要能充分地休息甚至入眠，治疗的效果就会相当良好。但若是患者无法放松休息，也可让患者活动患部，以引气至患处后，再请患者配合呼吸吐纳，与进行意念上的观想，患者可观想堵塞的气在慢慢通畅，疼痛越来越轻，这也是董针在"动气针法"上的运用。

六、王氏脏腑全息针法与谭氏针法、董氏针法的歧义处

在本篇的最后，作者总结说明"王氏脏腑全息针法"与谭氏平衡针法、董氏针法，在理论观点与操作方法上，其相关与歧异之处。

（一）使用合穴倒马针组合，而不是使用谭针穴位

在痛症的治疗上，作者也是采用谭针针法一二三的步骤，在步骤一中，首先是诊断病在何经。但在步骤二平衡经脉的选取上，"王氏脏腑全息针法"只采用谭氏平衡针法中，治疗痛症的系统一到系统三与系统六这四种平衡法。而步骤三所采取的方式与穴位，也与谭氏平衡针法有所不同，是以相应平衡经脉的合穴倒马针来平衡，而不是使用谭针的穴位。

（二）属于信息全息平衡，而不是比例对应式全息平衡

除了选用穴位的不同之外，从意义上而言，谭氏平衡针法在平衡上是属于"比例对应式全息平衡"。而"王氏脏腑全息针法"，则是属于"信息全息平衡"，无须对照身体的节段比例扎针。在治疗痛症和脏腑病上，都是以合穴倒马针作为治疗的核心思维，透过引气至患处，以达经脉平衡。所以"王氏脏腑全息针法"不但所选取的穴位与谭氏平衡针法不同，

在平衡的意义上也有所不同。

此外，谭针强调扎在平衡经脉对照比例的阿是穴痛点上。而"王氏脏腑全息针法"则除了强调"信息全息平衡"外，也着重使用"王氏通气破结针法"，在气结或筋结处通气破结。

谭针在治疗手部及足部的局部痛症上，是采用手足对侧对应扎法，如治疗右手的大拇指痛，则扎在左脚的大趾上，而不是采用系统一到系统六的平衡法。作者认为其原因应该是掌足多骨，以平衡系统而言，经气相对较不易到达，而采取手足对侧对应扎法的效果较佳。而"王氏脏腑全息针法"由于是属于"信息全息平衡"，所以治疗掌足痛症的疗效亦佳，如治疗左脚跟骨痛，诊断为病在左侧足太阳膀胱经与足少阴肾经，扎右侧小肠经和三焦经的合穴倒马，效果也是立竿见影，不一定只能采用手足对侧对应扎法。

（三）仅扎单侧穴位，即可平衡全身经脉

针对全身功能性失调的问题，或脏腑病的治疗上，谭氏平衡针法强调要同时扎四肢，以达到动态平衡与静态平衡。而"王氏脏腑全息针法"则强调同扎单侧的手三阳经或手三阴经或足三阳经或足三阴经，即可达到全身十二经脉的平衡。

（四）无须选用证型，即可通治脏腑病

谭氏平衡针法在治疗脏腑病上，需要随其选择之八卦法、季节卦、五行卦等不同方法，而选用不同的穴位。也需根据患者的症状、体质及人格特质，以决定需使用何种证型来平衡。不同人格特质的患者，需要选择相应其人格特质的证型模式，如太阴阳明证型、肾阳明证型、厥阴阳明证型、少阴太阳证型、太阴太阳证型等。不同的证型，要使用不同的经脉来平衡，所选用的穴位也有所不同，其内容较为复杂深奥，要选用何种证型

治疗患者，初学者实不易掌握。

"王氏脏腑全息针法"则无须考虑证型，对于功能性失调的全身性问题，或脏腑病的治疗上，只要扎单侧的肘阳六针或肘阴六针或膝阳六针或膝阴六针，即可达到全身十二经脉的平衡。所以无须根据患者的症状、体质及人格特质来选择证型。只需使用一套平衡模型，采用相同固定的穴位，相当简单易懂，可执简驭繁，标本同治且收效宏大。

（五）可同时治疗痛症及脏腑病，标本同治

"王氏脏腑全息针法"强调扎单侧的肘阳六针或肘阴六针或膝阳六针或膝阴六针，即可达到全身十二经脉的平衡。此外，重视通气破结，并借由轻拍患处或动气针法，引气至患处，所以对于痛症及脏腑病，可达标本同治之功效。

（六）仅使用董氏针法的原则，而不用其穴位

"王氏脏腑全息针法"仅使用部分董氏针法的原则，而不用其穴位。所使用到的治疗原则，包括倒马针法、动气针法、体应原则、贴骨进针。

"王氏脏腑全息针法"虽是作者所发明，在使用上极为高效便捷，但若不是受到这些针法前辈大师的启发，也无法产生创制这套针法的灵感，在此向其致敬，顶礼感恩。

第七篇

王氏脏腑全息针法秘要

在本篇中，会详细且具体地说明"王氏脏腑全息针法"中，有关穴位的定位、角度、深度、针刺原则等实际操作的方法。也会向读者分享本针法的殊胜性，与作者在使用本针法时的经验与体悟，这些体悟本应是秘法，不轻易传授，但现在因缘已经具足，在此分享给与本针法有缘的读者。

本篇中所提到"王氏脏腑全息针法"的穴位，在第二部分中会详细地说明其具体位置。治疗痛症和治疗脏腑病的思路上，虽有所不同，但还是使用相同的穴位。

一、王氏脏腑全息针法的治疗模型发展历程

在本节中，会向读者说明"王氏脏腑全息针法"所经历的演化发展历程，其中包括两个部分：其一是建立痛症的治疗模型；其二是建立内科杂病与脏腑病的治疗模型。

在痛症的治疗上，本针法采用了谭针针法一二三的治疗步骤，但最主要的差异，是在步骤三所采取的方式与穴位，与谭氏平衡针法有所不同，是以相应平衡经脉的合穴倒马针来平衡，而不是使用谭针的穴位。下文对于这些经脉穴位的所在位置，会有详细的说明。

而在治疗脏腑病上，由于脏腑病是属于全身系统性的失调，并不是单一的一条经脉堵塞，所以需要调节全身系统与所有经脉的平衡，在治疗的

思路及做法上，会与治疗痛症有所不同。

作者在之前的章节也已提及，谭氏平衡针法在治疗脏腑病上，建构了静态平衡和动态平衡的结构，也设计出许多不同的治疗证型，而在治疗证型的选用上，就要根据患者的症状，甚至是人格特质来决定。这些治疗证型博大精深，对初学者而言，并不容易掌握。

因此，作者不断地思索，如何建立一个可执简驭繁，且能通用的治疗模型。经过一段时间的思索研究与体悟，发现到在谭针当中，提及针刺肝脾肾三条经脉，可平衡全身十二条经脉，作者认为这是一个相当重要的观点，但在谭针中，并没有特别突显其重要性，这是殊为可惜之处。谭针在脏腑病的治疗上，较着重于针对不同的病症或不同的患者体质或不同的人格特质，需以不同的证型治之。

在发现这个关键点后，作者以谭氏平衡针法中的"太阴阳明证型"（阴阳动态平衡理论）为基本模式，再加上针刺肝脾肾三条经脉，可平衡全身十二条经脉的思路，设计出一个可通治脏腑病的治疗模型。

而透过针刺肝脾肾三条经脉，可平衡全身十二条经脉的这个重大关键思路，其后也让作者由原本治疗脏腑病的双侧平衡模型，进入扎单侧即可达到平衡的治疗思路。其间也曾以单侧同侧的足三阴经与手三阳经相结合的治疗模型，治疗患者的脏腑病。最后，确立以足三阴经同扎，即可平衡全身十二条经脉，作为本针法的治疗模型。

接着以此类推，同扎手或足的三阳经也可以平衡十二条经脉。而既然这样的做法，已经可以平衡全身的十二条经脉，自然就无需扎左右双侧，或单侧同侧的上下肢，只需扎单侧的手或足即可。但重点是必须同扎手三阳经或手三阴经或足三阳经或足三阴经。如此的做法，也可以减少扎针的针数，降低患者治疗的痛苦指数。

（一）原始期的治疗模型：四肢全息十二针

"四肢全息十二针"的治疗模型，是"王氏脏腑全息针法"的原始架构，是最早期的做法。

在治疗脏腑病的思维上，"王氏脏腑全息针法"理论的原始架构，是以谭氏平衡针法的"太阴阳明证型"作为基本架构，在这套架构中，包括了肺经、大肠经、脾经和胃经四条经脉。

谭老师在治疗脏腑病时，喜用"太阴阳明证型"作为起手式，此为"脾胃为后天之本，气血生化之源"的思路。若此证型的治疗效果不佳时，才会选用其他的证型模式。谭氏平衡针法的"太阴阳明证型"如下图所示，左右侧可互换，互换时手足要同时换，才不会破坏该证型的平衡状态。

谭氏平衡针法太阴阳明证型

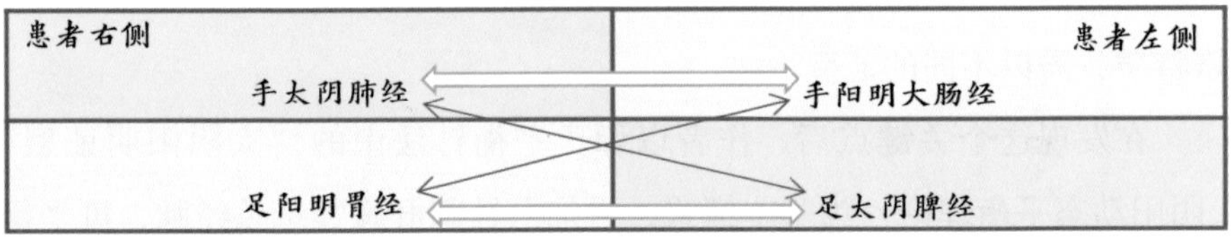

患者右侧	患者左侧
手太阴肺经	手阳明大肠经
足阳明胃经	足太阴脾经

"王氏脏腑全息针法"在治疗脏腑病的原始架构上，是以谭针的"太阴阳明证型"为基础，此外在脾经旁，又加针了肝经及肾经两条经脉，取肝脾肾三经联合，可平衡全身十二经脉之义。此为"王氏脏腑全息针法"在治疗脏腑病的原始架构中，所选用的经脉组合，但不是采用谭针之穴位。"王氏脏腑全息针法"是以合穴倒马针作为治疗的核心思维，其原始架构模型如下图所示：

王氏脏腑全息针法四肢全息十二针治疗模型

患者右侧	患者左侧
手太阴肺经-尺泽+尺泽下A	手阳明大肠经-曲池+手三里
足阳明胃经-足三里+上巨虚	足太阴脾经-阴陵泉+地机 足厥阴肝经-曲泉+膝关 足少阴肾经-阴谷+阴谷下A

在此平衡架构下，左手扎大肠经的曲池、手三里；左脚扎脾经的阴陵泉、地机，肝经的曲泉、膝关，肾经的阴谷、阴谷下约两寸处的阴谷下

Ａ；右手扎肺经的尺泽、尺泽下约两寸处的尺泽下Ａ；右脚扎胃经的足三里、上巨虚。左右侧可互换，互换时手足要同时换，才不会破坏该证型的平衡状态。

以上为作者所使用的原始治疗模型，且沿用扎手足四肢以达静态及动态平衡，可治疗各种痛症及脏腑病。虽然这个平衡模型甚佳，但因为所使用的针数较多，患者要承受的针刺痛楚较大，所以作者还是不太满意，因而不断地思索减少针数的改良之法，以降低患者扎针治疗时的痛楚。

以治疗的效果而言，"王氏脏腑全息针法"的原始治疗模型，是一组功能强大的模型，只是由于要扎的针数较多，所以作者目前已不再用此治疗模型，但对于喜欢多扎针的患者而言，这也是一个可以采用的选项。

（二）过渡中的治疗模型：单侧手足全息十二针

"单侧手足全息十二针"的治疗模型，是"王氏脏腑全息针法"在第二阶段的做法。

在"王氏脏腑全息针法"的发展初期，以治疗脏腑病而言，还是采用扎在四肢的平衡法，依然遵循谭针静态平衡和动态平衡的架构模型。但到了第二阶段，则开始采用针刺单侧的方式。"单侧手足全息十二针"，顾名思义是指扎单侧的手和足。这种扎单侧的手和足的方法，有两种治疗模型。这是从双侧平衡的治疗模型，走向单侧平衡的治疗模型的过渡阶段。

◎第一种治疗模型与穴位。

第一种治疗模型是扎足三阴经，再加上扎同侧手三阳经的模型。这是在肝脾肾三经联合，可平衡全身十二经脉的基础上，再加上扎同侧的手三阳经以达阴阳平衡并加强疗效的思路。包括足三阴经的足太阴脾经、足厥阴肝经和足少阴肾经；再加上同侧手三阳经的手阳明大肠经、手少阳三焦经和手太阳小肠经。

扎大肠经的曲池、手三里，与三焦经的天井、天井上约两寸处的天井上 A，与小肠经的肘上骨缝旁的小海上 A1，及其上约两寸处的小海上 A2，此即"肘阳六针"。再加上前述的"膝阴六针"，扎脾经的阴陵泉、地机，与肝经的曲泉、膝关，与肾经的阴谷、阴谷下约两寸处的阴谷下 A。

◎第二种治疗模型与穴位。

在建立以手足单侧平衡的第一种治疗模型后，以此类推，作者也在此阶段建立第二种治疗模型，即扎手三阴经，再加上同侧足三阳经的模型。包括了手三阴经的手太阴肺经、手厥阴心包经和手少阴心经；再加上同侧足三阳经的足阳明胃经、足少阳胆经和足太阳膀胱经。

扎肺经的尺泽、尺泽下约两寸处的尺泽下 A，与心包经的曲泽、曲泽下约两寸处的曲泽下 A，与心经的少海、少海下约两寸处的少海下 A，此即"肘阴六针"。再加上"膝阳六针"，扎胃经的足三里、上巨虚，与胆经的阳陵泉、阳陵泉下约两寸处的阳陵泉下 A，与膀胱经的委中、合阳。

第二种治疗模型，也是在手足阴阳平衡的概念下，推衍出扎手三阴经，再加上足三阳经的做法。单侧手足全息十二针的这两个模型组合，以平衡的角度而言，也是强调一阴一阳，一手一足，但在概念上，已与谭针的静态及动态平衡的架构模型脱离，已经不再是属于结构上的平衡。

在实际的临床上，单侧手足全息十二针的治疗模型，治疗效果也是不错，但因其所使用的针数较多，也是需使用到十二针，患者要承受的针刺痛楚较大，作者后来也较少使用该治疗模型。

读者可能也会联想到，也可以使用手三阴经再加上手三阳经的组合，或足三阴经再加上足三阳经的组合，这其实也是可行的治疗模型。只是在运用上，要看患者实际的状况，再加以运用。

(三) 定型后的治疗模型：单侧手或足全息六针

"单侧手或足全息六针"的治疗模型，是"王氏脏腑全息针法"定型后的治疗模型。

前文已提及，只要针刺肝脾肾三条经脉，即可平衡全身十二条经脉，所以"王氏脏腑全息针法"在发展的过程中，最终以这种最为简化的平衡组合，作为定型的治疗模型。

只要扎单侧的手三阳经或手三阴经或足三阳经或足三阴经，即扎肘阳六针或肘阴六针或膝阳六针或膝阴六针，择任一组合扎针，即可平衡全身十二经脉。

对于脏腑病而言，无须辨别证型，只要任选以上一组同扎即可。而对于一般痛症，经过辨证确定所病何经后，可视情况在相应的平衡经脉上扎2～6针。有些单纯的局部痛症，只要扎两针合穴倒马，即可达到良好的治疗效果。

"单侧手或足全息六针"的治疗模型，是作者目前所使用的治疗模型，效果相当好，且所使用的针数少，患者的痛苦指数小，接受度更高。这种治疗模型，已与谭针的静态及动态平衡的架构模型完全脱离，也不再是属于阴阳平衡的架构。而是进入到只需扎手三阳经或手三阴经或足三阳经或足三阴经，即可达全身经脉与气血能量平衡的一个新领域。

二、王氏脏腑全息针法的穴位及其定位

"王氏脏腑全息针法"是站在平衡调气的高度，以合穴及其倒马穴为使用的穴位，并以"信息全息平衡"的方式，将气引导到患处，以达气血能量的平衡。

在本节中，会具体地说明"王氏脏腑全息针法"所使用的穴位位置。"王氏脏腑全息针法"与传统针法中循经取穴的原则相同，在取穴上要掌握"宁失其穴，勿失其经"的原则，即使是无法准确地找到该穴位，但也绝对不可离开该条经脉，其重点是要找出反应点。在反应点的位置上，行针以通气破结。

"王氏脏腑全息针法"中合穴的倒马穴，有定穴但无定点，就筋结、气结处或特别疼痛处为取穴点，与合穴形成倒马穴，但必须与其合穴在同一条经脉上，原则上此合穴倒马穴与合穴的距离，在一寸半到两寸。某些穴位与合穴的距离为三寸，也尚在可接受的范围，如足三里穴与上巨虚穴的倒马组合。

作者对于合穴倒马穴的选穴原则如下：

（1）若在距离合穴一寸半到两寸的范围内，原本就有穴位，则以选用该穴位为优先考量，如大肠经曲池穴与手三里穴的组合。

（2）若该穴位与合穴的距离超过两寸，只要不超过三寸，尚在可接受的范围，如脾经阴陵泉穴与地机穴的组合。

（3）若该穴位距离合穴已超过三寸，则不选用该穴位。改以距离合穴一寸半到两寸的反应点，为合穴倒马穴的取穴点。

必须说明的是，"王氏脏腑全息针法"所使用的部分合穴穴位，与传统针灸穴位的定位不同，如手太阳小肠经的合穴小海穴，在"王氏脏腑全息针法"中，并不是扎在传统穴位的小海穴上，这是因为小海穴很浅，很容易扎到骨头及神经，无法进行通气破结的缘故。所以作者将"王氏脏腑全息针法"中的小海穴，定位在肱骨内上髁下方的骨缝旁，在传统小海穴略为上移之处，作者命名为"小海上 A1"。

又如根据患者的情况，为了要激发更为深藏的经脉之气，在针刺某些合穴时，不是依据传统的穴位位置，而是会偏向于骨缝边针刺，这是因为骨缝边为经气深聚之处。

如针刺肝经的合穴曲泉穴，有可能会扎在传统曲泉穴下方的骨缝边；又如针刺大肠经的合穴曲池穴，有时也不是扎在传统的曲池穴上，而是扎在接近桡骨侧的骨缝边，目的就是要调动更为深层的经气能量。

在此，也对合穴倒马做个名词性的规范说明，若下文提及大肠经的合穴倒马，即指曲池、手三里两穴；若提及肺经的合穴倒马，即指尺泽、尺泽下 A 两穴，此为通则，不再赘述。在本书中，为了加强读者对每条经脉上合穴倒马的印象，一般会以大肠经的曲池合穴倒马、肺经的尺泽合穴倒马之法叙述。待读者对此法熟悉后，日后在做针法治疗上的相互交流时，只要提到大肠经的合穴倒马，大家自然知道是指曲池、手三里两穴。但若不特别注明大肠经，则必须要使用曲池合穴倒马一词。亦即大肠经的合穴倒马，等同于曲池合穴倒马一词。

现在就进入"王氏脏腑全息针法"中的穴位介绍，先说明在手肘的合穴倒马，再说明膝盖的合穴倒马，并附上照片说明，以利读者的参照理解。

（一）肘阳六针

"肘阳六针"即扎在手三阳经上的合穴倒马针。取大肠经的曲池、手三里，与三焦经的天井、天井上约两寸处的天井上 A，与小肠经的肘上骨缝旁的小海上 A1，及其上约两寸处的小海上 A2（按揉检测该处，常有筋结，按之有酸胀感）。

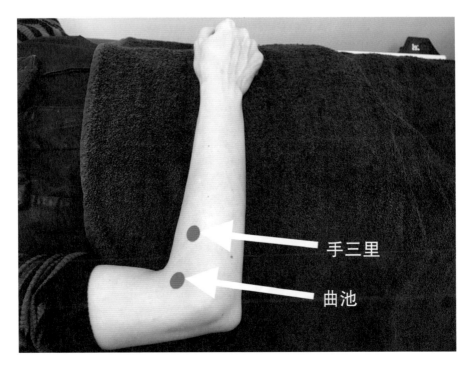

大肠经的合穴倒马一

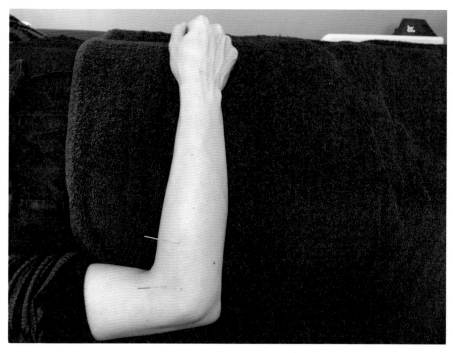

大肠经的合穴倒马二

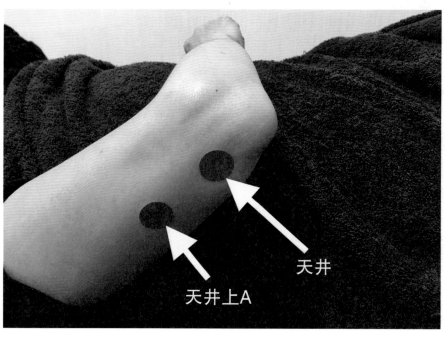

天井

天井上A

三焦经的合穴倒马一

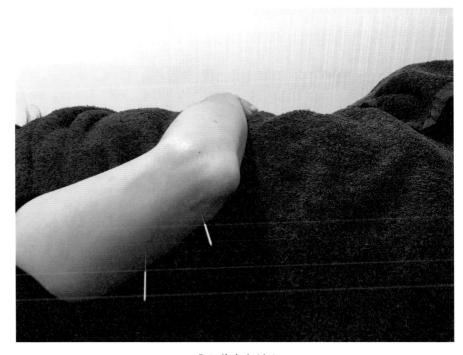

三焦经的合穴倒马二

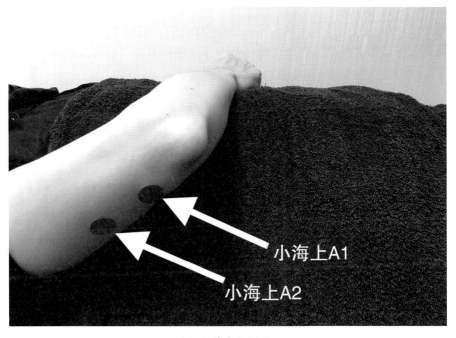

小海上A1

小海上A2

小肠经的合穴倒马一

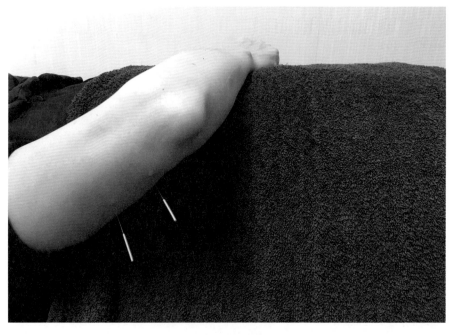

小肠经的合穴倒马二

大肠经的合穴为曲池穴，选取手三里穴为倒马穴，因其距离曲池穴正好两寸，且又是一个重要的大穴，其功能类似于足三里穴。因此，这一组倒马穴，是作者所偏好的合穴倒马组合。以理论而言，也可以选择上臂的手五里穴，手五里穴在曲池穴上三寸，但由于作者较偏好手三里穴，所以未选取手五里穴。

三焦经的合穴为天井穴，天井穴上一寸为清冷渊穴，但作者并未以清冷渊穴为倒马穴。因为作者认为合穴的倒马穴，不宜离合穴过近或过远，以距离合穴约一寸半到两寸为佳，所以作者所选取的倒马穴，会在离清冷渊穴上方约半寸到一寸间，作者命名这个穴位为"天井上 A"。当然，若读者喜欢选取清冷渊穴作为天井穴的倒马穴也是可以的。此外，也可以取天井穴和四渎穴（四渎穴在肘尖下五寸，尺骨和桡骨之间）之间的穴位，作为倒马穴，但原则上作者不使用这样的倒马组合。作者在取穴时，会取在关节的同一侧，即合穴与其倒马穴均在肘、膝关节的上方或下方，比较不喜一穴在关节的上方，而另一穴在该关节的下方。且在天井穴与天井

上约两寸的位置，很容易发现筋结，非常适合使用作者所发明的"王氏
通气破结针法"。

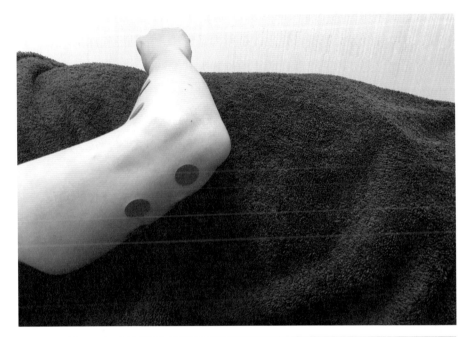

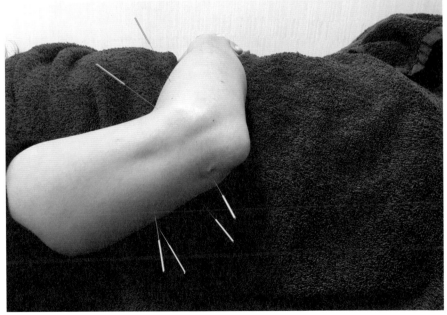

肘阳六针

小肠经的合穴是小海穴，但此穴位在尺骨鹰嘴与肱骨内上髁之间的凹陷处，穴位极浅且在麻筋上，容易扎到神经或骨头。因此，"王氏脏腑全息针法"不采用传统小海穴的穴位，而是略为上移，将其定位在肱骨内上髁下方的骨缝旁。选在骨缝边，是因为骨缝边通常是经气深聚之处。另外再加上此穴上方约一寸半到两寸的位置为其倒马穴，作者命名此两穴为"小海上 A1""小海上 A2"。

下文所提到的某穴位上 A，即指距该穴位上方一寸半到两寸的阿是穴；而某穴位下 A，即指距该穴位下方一寸半到两寸的阿是穴，此为"王氏脏腑全息针法"的通则，以下不再赘述。

从以上的说明，读者可知"王氏脏腑全息针法"所选取的穴位，不一定是在传统的穴位上，但总之"离穴不离经"，且经常会扎在骨缝边的位置，因其为经气深聚之处，可激发出更强的经脉能量。若以手肘为太极中心点，合穴的倒马穴可选取在上臂的穴位，也可选取在前臂的穴位；若以膝盖为太极中心点，合穴的倒马穴可选取在大腿上的穴位，也可选取在小腿上的穴位。作者有作者惯用的方法，但方法也可以灵活变化，读者只要能掌握这个方法的重点精髓即可。

扎"肘阳六针"是作者在临床上最常采用的方式，原因是扎完针后，患者可活动肢体，容易结合"动气针法"，再加上这个区域容易发现气结、筋结，很适合施行"王氏通气破结针法"。而扎"肘阴六针"，若是扎得太深，患者可能会有被电到的不适感。而"膝阴六针"或"膝阳六针"的位置在腿上，扎针后患者的下肢就暂时无法移动，仅较适合头面部、肩颈部疼痛或上肢疼痛的患者。

（二）肘阴六针

"肘阴六针"即扎在手三阴经上的合穴倒马针。取肺经的尺泽、尺泽下 A，与心包经的曲泽、曲泽下 A，与心经的少海、少海下 A。

尺泽穴的下一个穴位，为尺泽穴下五寸的孔最穴，因其距离尺泽穴太

114

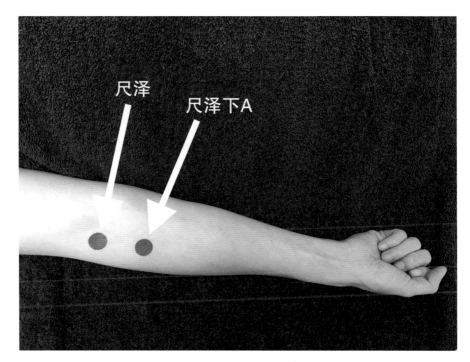

肺经的合穴倒马一

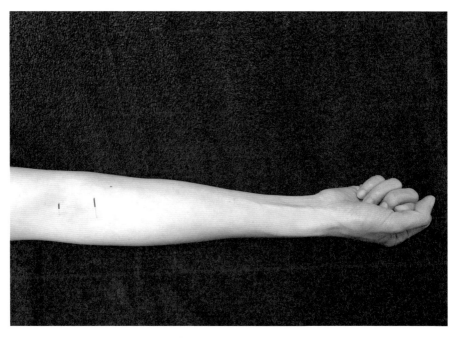

肺经的合穴倒马二

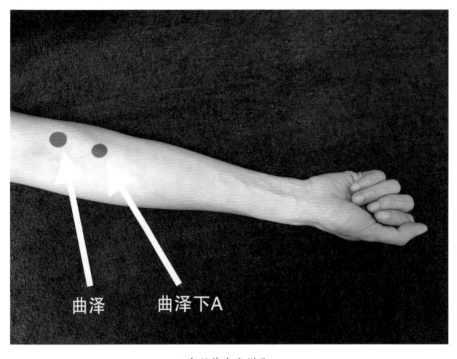

曲泽　　　曲泽下A

心包经的合穴倒马一

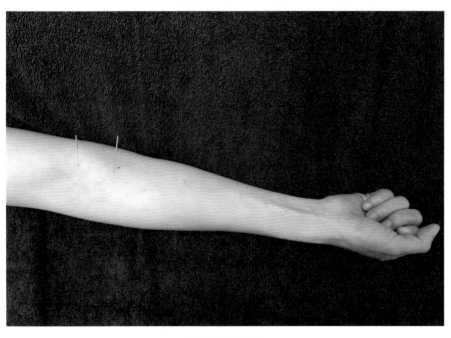

心包经的合穴倒马二

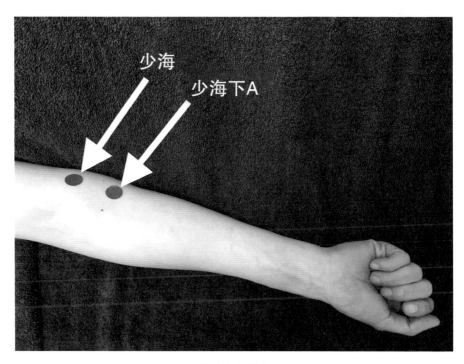

少海

少海下A

心经的合穴倒马一

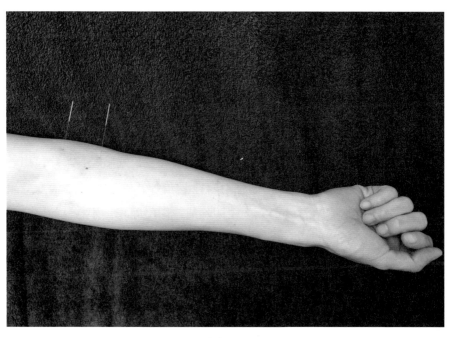

心经的合穴倒马二

远，所以作者不以孔最穴为倒马穴；曲泽穴的下一个穴位，为曲泽穴下七寸的郄门穴，因其距离曲泽穴太远，所以作者也不以郄门穴为倒马穴；少海穴的下一个穴位，为少海穴下十点五寸的灵道穴，因其距离少海穴太远，所以作者也不以灵道穴为倒马穴。而少海穴的上一个穴位，为位在上臂距离少海穴三寸的青灵穴，作者也未用此穴为倒马穴。作者所使用的肘阴六针位置，都位于前臂的区域。

要找出合穴的倒马穴，就要找出在该经脉上的反应点，以"肘阴六针"为例，医者首先用示指，在患者的手三阴经的合穴附近处轻轻地探寻，在与距离合穴一寸半到两寸的位置，探寻是否有筋结、气结或压痛点之处，此即为"反应点"。

"反应点"是指筋结、气结处或特别疼痛点，此为通则，以下不再赘述说明。

合穴的位置，原则上是固定的，而合穴的倒马穴，则不一定都是在固定的穴位上，重点是要扎在反应点上。若找不到反应点，则扎在距离合穴一寸半到两寸的位置上，进针后再探刺，这是由于有些气结的位置较深，需进针探刺后才有感觉，碰到气结后，再进行通气破结。

有一位 74 岁的男性患者，因搬重物而伤到右侧肩颈，就诊时已疼痛两个月，早上起床时的疼痛指数约 8/10，就诊时的疼痛指数 6/10，肩颈活动没有受到限制，但感到持续性的疼痛，作者扎患者左侧的"肘阴六针"，并行通气破结针法后，患者的右侧肩颈疼痛锐减为 2/10。

肩颈痛通常牵涉到诸多阳经，包括手三阳经及足三阳经，治疗该患者的右侧肩颈痛，作者以左侧的"肘阴六针"治疗，右病左治，治疗效果良好。因牵涉的经脉较多，必须要三阴经或三阳经同扎，才有显效。

另一位 30 岁的男性患者，为剪羊毛师傅，两侧腰臀痛，疼痛指数 7/10，作者扎左侧的"肘阴六针"，并行通气破结针法后，其腰臀疼痛完全消失。患者非常惊讶，对作者微笑并竖起大拇指，问说这是怎么一回事？作者开玩笑地说，这是奇迹发生，但作者接着说，其实这是平衡经脉的原理。

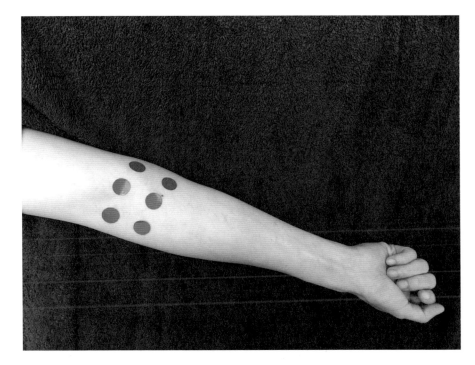

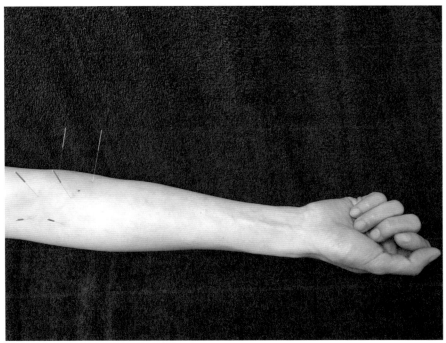

肘阴六针

读者要注意的是，针刺"肘阴六针"不可过深，一般用一寸半针扎至八分的深度即可，但重点是要扎在筋结上，再进行通气破结。若是"肘阴六针"针刺过深时，患者易有触电不适之感，若想再进行通气破结时，患者会较不愉悦。

（三）膝阳六针

"膝阳六针"即扎在足三阳经上的合穴倒马针。取胃经的足三里、上巨虚（足三里穴下三寸）或介于足三里与上巨虚之间的反应点位置，与胆经的阳陵泉、阳陵泉下A，与膀胱经的委中、合阳（委中穴下两寸）。

作者较常使用的胃经合穴倒马组合，是足三里穴、介于足三里穴与上巨虚穴之间的反应点位置。作者较偏好的合穴倒马穴，是距离合穴在一寸半到两寸的位置；而胆经阳陵泉穴下方的穴位为阳交穴（在外踝高点上七寸，当腓骨后缘），因其距离阳陵泉穴太远，所以作者不选用该穴。膀

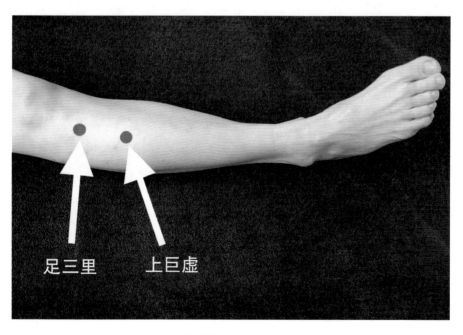

胃经的合穴倒马一

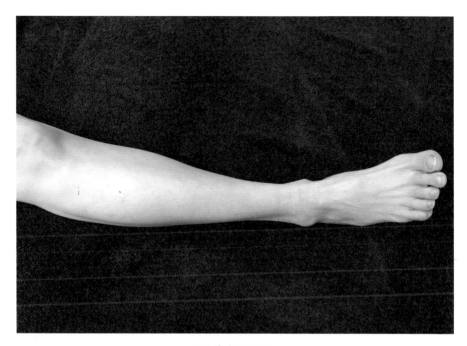

胃经的合穴倒马二

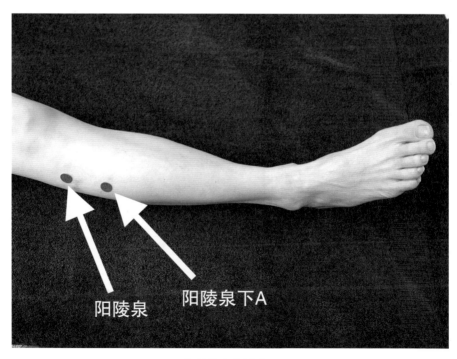

阳陵泉　　阳陵泉下A

　　　　　　　　胆经的合穴倒马一

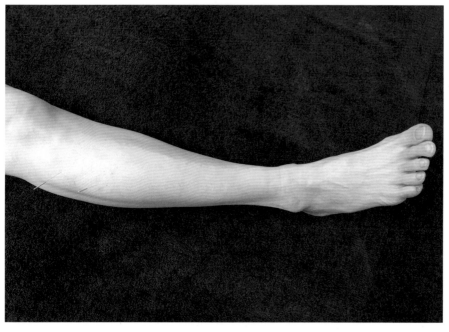

胆经的合穴倒马二

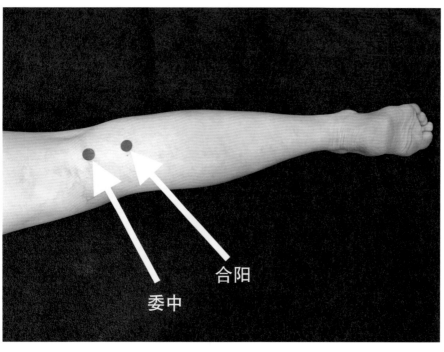

合阳

委中

膀胱经的合穴倒马一

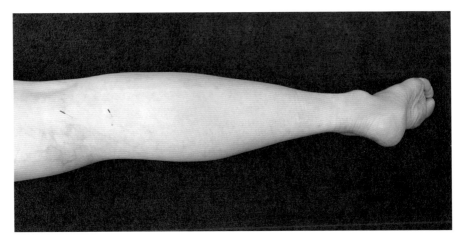

膀胱经的合穴倒马二

胱经的合穴委中穴，为膀胱经的第 40 个穴位，而第 41 个穴位为附分穴（平第二胸椎棘突下，督脉旁开三寸，于肩胛骨脊柱缘），离委中穴太远。所以作者以膀胱经的第 55 个穴位合阳穴（委中穴下两寸），作为委中穴的倒马穴。

作者较少选用"膝阳六针"，其原因是胃经和胆经的合穴倒马在膝腿的前侧，而膀胱经的合穴倒马在膝腿的后侧，若要同扎这三条经脉，患者必须侧躺，所以不易安排患者的体位。

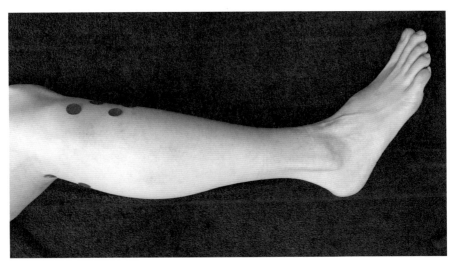

膝阳六针一

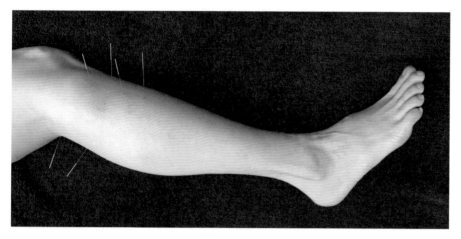

膝阳六针二

（四）膝阴六针

"膝阴六针"，即扎在足三阴经上的合穴倒马针。取脾经的阴陵泉、
地机（阴陵泉穴下三寸）或介于阴陵泉和地机之间的反应点位置，与肝
经的曲泉、膝关（屈膝时，在胫骨内侧髁后下方，当阴陵泉穴后一寸
处），与肾经的阴谷、阴谷下 A。

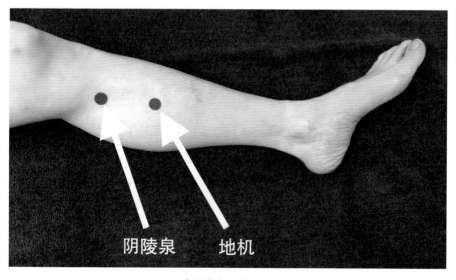

脾经的合穴倒马一

124

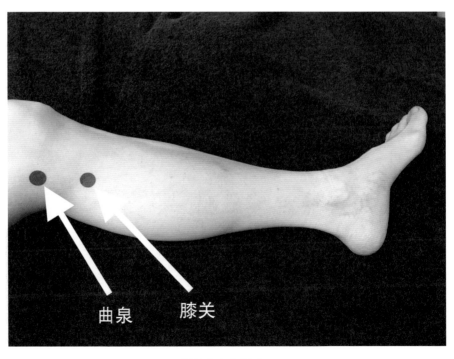

脾经的合穴倒马二

曲泉 膝关

肝经的合穴倒马一

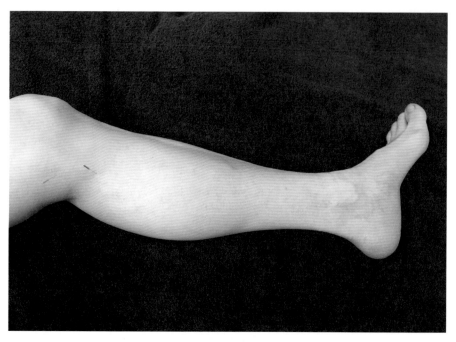

肝经的合穴倒马二

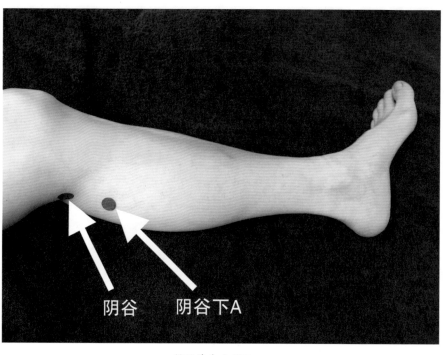

阴谷　　阴谷下A

肾经的合穴倒马一

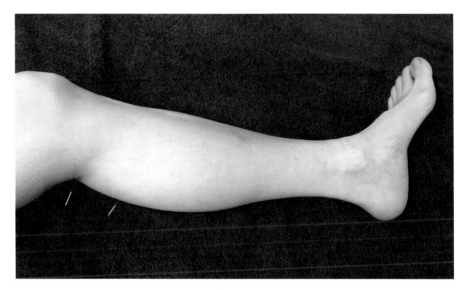

肾经的合穴倒马二

由于肝经的曲泉穴位置较高，若患者穿着较为紧身的裤子，裤管不方便往上拉，扎针的位置可往下移，可在肝经的膝关穴，及其下方一寸半到两寸的反应点位置施针，原则上是离穴不离经，这组弹性下移的肝经合穴倒马针，是作者较常用的肝经合穴倒马组合，在使用上较为便利。如下图所示：

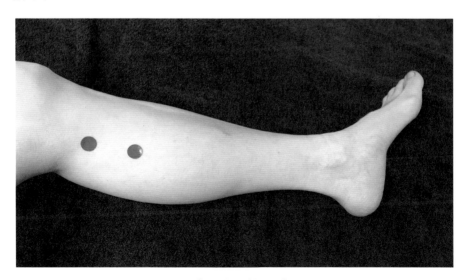

肝经合穴倒马弹性下移一

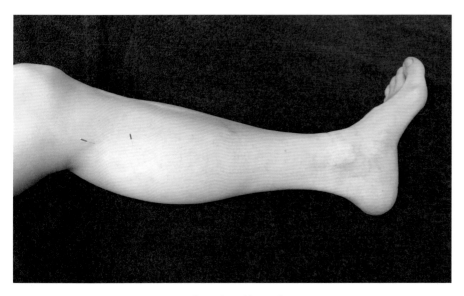

肝经合穴倒马弹性下移二

　　针刺"膝阴六针"的刺激量不宜过大，针刺亦不宜过深，进针宜缓。有时患者会有被电到或痉挛的现象，针后也可能会有小腿疼痛的问题，针后要按揉患者的患侧及健侧小腿，以舒筋活络并平衡脉气，避免针后有小腿疼痛，而出现短暂性不利于行的状况。

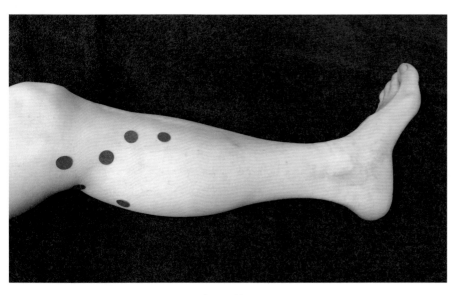

膝阴六针一

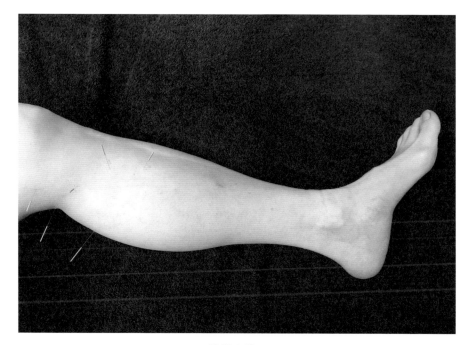

膝阴六针二

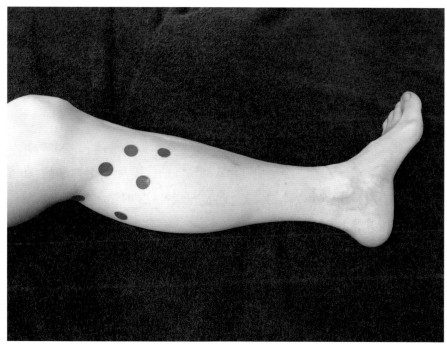

膝阴六针三（肝经合穴倒马弹性下移）

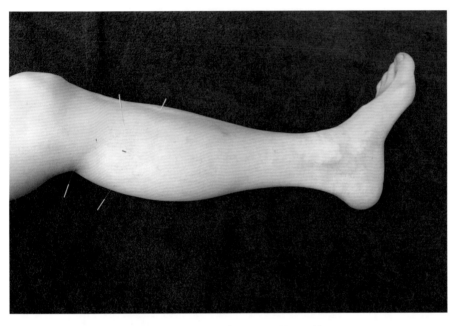

膝阴六针四（肝经合穴倒马弹性下移）

三、王氏脏腑全息针法的针刺角度、深度、时间与手法

在前文的说明中，读者已经了解"王氏脏腑全息针法"对于痛症及脏腑病的治疗法，也应清楚地了解合穴倒马针的使用及其具体位置。在本节中，则会说明作者在操作"王氏脏腑全息针法"时，一般所使用的针具尺寸，及针刺的角度、深度、留针时间与手法。

（一）针刺角度

在使用"王氏脏腑全息针法"时，原则上都是垂直进针，碰触到筋结或气结时，会将针尖略为提至皮下，再以不同的角度刺入，进行通气

130

破结。

扎针的重点，不是只着重在体表的穴位位置是否精确，更重要的是，进针后针刺的角度，及所到达的位置是否精确。从外观来看，即使是针刺在相同的穴位上，但实际上针尖所到达的内部位置却不一定相同。

（二）针刺深度

针刺的深度如同中药的剂量，是自古以来的不传之秘。以"王氏脏腑全息针法"而言，一般是选用 0.25 mm×40 mm 的针具，即一寸半的针。对于皮肤较硬或筋结较硬的患者，则可改用较粗的针具，如 0.30 mm×40 mm 的针具，以利通气破结。不过原则上尽量不要使用过粗的针具，以降低患者的疼痛感。

对于肌肉或脂肪丰厚的患者，作者会使用 0.30 mm×75 mm 的针具，即三寸针。有些肌肉或脂肪较丰厚的患者，即使以三寸针扎入时，可能都不一定能探测到气结或筋结之处，在不更换更长针具的情况下，可以压住患者局部的肌肉，以缩小皮下脂肪层的空间，再进行针刺时，针尖就能到达更深层的部位。

在进行针刺治疗时，一般是采取"病浅扎浅，病深扎深"的原则，病浅是指轻症或是病位较浅；而病深则是指重症或病位较深，如骨病或是久病或病情较深者，可贴骨进针，或将针刺的角度朝向骨缝处，或针刺的深度贴近骨面。

可以使用三寸针扎至二寸半深，取病深扎深之理。中医理论提及"久病入肾"与"肾主骨"，在不刮伤骨头的前提下，久病要贴骨或抵骨（达到骨面）进针才能达到较好的效果，即"以骨治骨"的体应原则应用，而治骨即为治肾。董景昌老师在四肢的部位，也喜用深扎之法。

深刺可调动深藏的经气，在治疗上往往可得到较为良好的效果。有一位女性患者就诊时已落枕两天，向右转颈时会有放射痛，作者以三寸针在患者的左侧扎肘阳六针后，其颈部疼痛立刻缓解，针毕患者感觉非常舒畅。

另一位女性患者就诊时，诊断为左侧跟腱裂伤。作者起初用一寸半的针，扎其右侧肘阳六针，然而治疗的效果较为反复，后改用三寸针深扎，针毕患者立刻觉得缓解许多。

由于"王氏脏腑全息针法"的穴位都在肘膝部，一般而言，在操作上都以扎到中部或沉部为宜。如若选用肘阴六针时，可以扎得稍浅，以避免碰触到神经。

（三）留针时间

使用"王氏脏腑全息针法"，引气至患处后，需令患者休息，使其经脉自行调整运行，患者若能入眠，则更有利于身体能量的自行修复，以达到最佳的治疗效果，原则上留针时间以 40～60 分钟为宜。

在之前某次"王氏脏腑全息针法"的讲座中，有位学员患有 30 年间歇性的腰痛，针毕后仍舍不得拔针，一直到睡前才起针，大约留针 4 个小时，其间该学员又不断地自行行针以加强刺激，当晚不断放屁且感觉腹部的肝区位置隐隐作痛，后来变成绞痛，在排完便后，觉得舒畅许多，腰痛也大减。

这是一个较为特殊的案例，但在临床上一般不做长时间的留针，也不做过多的刺激，提出这个例子仅供读者参考。

（四）王氏通气破结针法

"王氏脏腑全息针法"和谭氏平衡针法、董氏针法一样，不讲弹、啄、飞等特殊手法，也不用顺经、逆经等补泻方式。一般而言，只做一般的提插法，即使连捻转法都很少使用。

本针法的针刺手法，只着重在通气破结手法。针尖探触到气结或筋结之处时，提插的手法要稍重些，须使用"王氏通气破结针法"，上下左右探刺以打通气结与筋结，此通气破结行针法至为关键，若碰触到大气结或硬气结、筋结团块，则改用粗针以通破气结或筋结。

四、王氏脏腑全息针法的针刺部位选取原则

在使用"王氏脏腑全息针法"时，对于针刺部位的选择，必须要以患者的实际状况作为考量。选取的原则如下：

（1）采用"交经巨刺"的原则，即"左病右治，右病左治"。若是患者有左侧腰痛、肩颈痛，可扎其右侧的肘阳六针或肘阴六针或膝阳六针或膝阴六针，择一组合选用即可。

（2）治疗痛症时，若是采用谭氏平衡针法系统一的同名经平衡法，或系统三的表里经平衡法，需要扎患者的健侧。若是使用谭氏平衡针法系统二的别经平衡法，或系统六的本经自治平衡法，则健侧或患侧皆可扎。但以"王氏脏腑全息针法"而言，即使是使用系统二的别经平衡法，或系统六的本经自治平衡法，由于经常需要搭配动气针法的使用，作者还是会以扎健侧为优先考量。

（3）治疗脏腑病，然未涉及痛症时，左右两侧皆可扎。

（4）若患者来接受密集治疗，可轮流针刺其肘阳六针或肘阴六针或膝阳六针或膝阴六针，以避免反复刺激相同部位。

（5）针对患者就诊时的实际情况，选择较为方便针刺的一侧扎针。如男性患者患有右侧臀痛，诊断为病在右侧胆经，若该患者有啤酒肚，不方便趴着治疗，作者则会要求患者侧躺，使其右侧朝上，可扎其左侧肝经的曲泉合穴倒马。由于患者体位的关系，不方便扎其健侧的三焦经或胆经的合穴倒马，所以可取其健侧的心经或肝经的合穴倒马，较易施针治疗。

五、王氏脏腑全息针法的治疗原则

在本小节中，会针对治疗痛症或脏腑病时，在平衡经脉的选用上，及针刺的针数多寡等治疗原则，做详细的介绍说明。

（一）扎单经或三经同扎

依据患者的症状，而决定需要扎哪条或哪些相应的平衡经脉。若只是局部的痛症，且仅牵涉到一条病经，只要扎相应的单条经脉即可平衡，所谓"药专则力雄"，让能量集中在这条相应的平衡经脉上，以达到最佳的治疗效果。如患者仅局部腰痛，且其脏腑病较轻，或患者较怕痛，不想扎太多针，可以只扎肺经的尺泽合穴倒马，通常就可解决腰痛问题，并不一定要同时扎三阴经或三阳经。

某些患者虽是局部的痛症，且仅牵涉到一条病经，但疼痛较顽固或病程较长，若扎单经的疗效仍不够理想的话，则可在该相应的平衡经脉旁，再加上一组合穴倒马并列，以加强疗效。

在治疗上针扎得越少但仍见疗效，才是代表对经脉的平衡法能完全掌握，此即"精准辨证"的功力所在。

有一位患者因右侧臀痛就诊，诊断为右侧足少阳胆经堵塞，作者采用系统二的别经（脏腑别通）平衡法，扎患者左侧手少阴心经的少海合穴倒马，即少海、少海下 A 两穴，数秒内，患者就觉得疼痛大减。用两针就有效果，就不用再扎其他针了。

另一位患者因左侧小指麻木就诊，诊断为左侧手太阳小肠经堵塞。作者采用系统三的表里经平衡法，扎其右侧手少阴心经的少海合穴倒马，针毕引气至左侧的小指，患者的麻木感立即消失，患者直呼神奇。此例中也是仅扎两针，即达极佳的治疗效果，可见"精准辨证"的重要。

能够以最少的针数解决患者的疼痛，此即针法医师的治疗技术与精准辨证的展现，作者经常是只扎两针，就可缓解患者的疼痛。作者治病的原则，就是能少针就尽量少针，特别是针对一些怕针的患者，更要掌握这个原则，否则也会影响患者的后续治疗意愿。

有一位极为怕针的女性患者，因腰痛就诊，检测时腰部前弯仅能达到40°左右，诊断为双侧足太阳膀胱经堵塞，作者要她不要看针，以系统二的别经（脏腑别通）平衡法，迅速扎其右侧手太阴肺经的尺泽合穴倒马，再轻拍她的腰背，她立刻就能前弯到90°，患者非常高兴。治疗极为怕针的患者，必须要做到精准辨证，而且尽量以最少的针数解决患者的问题。

以该案例而言，会选择系统二的原因，是因为系统二的平衡法是扎在手肘上，不仅能治疗双侧，且有利于活动腰背部，亦符合"下病上取"的治疗原则；若选择系统一的平衡法，则只能治疗对侧；若选择系统三的平衡法，也是只能治疗对侧，且不利于使用动气针法活动腰背部。

若患者的症状，牵涉到多条经脉或多个脏腑问题，如患有肩颈痛，牵涉到多条经脉的问题，才同扎三阳经或三阴经。而有些疼痛区域，是介于两条经脉之间，则视需要可在所选用的两条平衡经脉之间，再加上一组合穴倒马针以加强疗效。如患者的疼痛介于右侧的胆经与膀胱经之间，若采用系统一的平衡法，则可扎左侧的三焦经与小肠经的合穴倒马，并可在左侧三焦经与小肠经合穴倒马之间的区域，再加上一组合穴倒马针以加强疗效。

此外，在某些辨证不明确的状况下，也是要以三阴经或三阳经同扎，重点是轻拍患处，引气至患处，此即"王氏脏腑全息针法"的优势。只要是属于"王氏脏腑全息针法"的适应证，即使是在辨证不明确的情况下，也是可以以此针法治疗，依然可取得良好的疗效。

对疾病"模糊辨证"的情况下，"王氏脏腑全息针法"仍能起到良效。对于经脉病而言，说模糊其实也不模糊，还是必须要清楚地知道病在哪些经脉上，只是因为牵涉到多条经脉，所以才三阴经或三阳经同扎。但对于一些脏腑病而言，以经脉辨证的辨证法诊断，有时确实不好说是病在哪条或哪些经脉上，这是由于这些疾病是属于全身功能性的失调问题。此时，"模糊辨证"就能起到作用，这是由于合穴倒马针能调整脏腑功能，再加上三阴经或三阳经同扎，即可平衡全身的十二条经脉之故。

有一位患者因工作劳累而左眼疼痛，她觉得似乎是快长针眼的感觉。《黄帝内经·灵枢·大惑论》云："五脏六腑之精气，皆上注于目"，因此，眼睛的疼痛问题和五脏六腑均有关联，很难辨证出是哪条经脉出问题，所以只能采取模糊辨证。扎患者右侧的膝阴六针，并轻敲其左眼眶周围，引气至患处，约一小时后起针，该患者告知左眼的疼痛感已基本消失，这就是在模糊辨证下，依然产生良好效果的例子。

（二）治疗复杂性的脏腑疾病，均用六针

治疗全身功能性的问题，或复杂性的脏腑疾病，通常会牵涉到多个脏腑及多条经脉，所以需要三阴经或三阳经同扎，以平衡全身的经脉。

无论是选择肘阳六针或肘阴六针或膝阳六针或膝阴六针，每一组都可以达到平衡全身十二条经脉的效果，但重点是必须同时针刺该组合的三条经脉，才能达到同时平衡全身十二条经脉的疗效。不可选择"肘阳六针"这个组合，扎了两条阳经后，又选取一条阴经来扎，这样就可能会造成某些经脉无法被平衡到。

（三）以少针多刺为原则

在"王氏脏腑全息针法"的使用上，作者的原则是"少针多刺"，能以扎两针就可处理的问题，就无须扎四针；能以扎四针就可处理的问题，就无须扎六针，尽量以少针为原则。

扎针以尽量少针且能治疗多条经脉、多个脏腑为原则，这也是代表了医者对疾病的辨证能力。如患者患有右手手腕痛，痛在右侧的大肠经阳溪穴及心包经大陵穴附近，如何以最少的针数，而能同时平衡这两条经脉

呢？可取患者左侧肝经的曲泉合穴倒马，可同时平衡大肠经及心包经。因为以系统二的别经（脏腑别通）平衡法而言，足厥阴肝经可平衡手阳明大肠经；而以系统一的同名经平衡法而言，足厥阴肝经可平衡手厥阴心包经。此外，也可扎患者左侧胃经的足三里合穴倒马，亦可同时平衡右侧的大肠经及心包经。

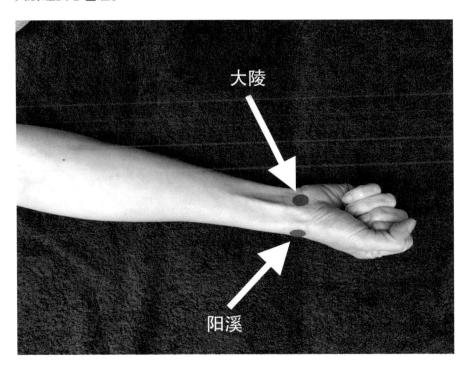

又如患者患有右侧颈项痛，诊断为右侧三焦经堵塞，但若患者同时又有胃痛问题，可取患者左侧心包经的曲泽合穴倒马，可同时平衡三焦经和胃经。因为以系统三的表里经平衡法而言，手厥阴心包经可平衡手少阳三焦经；而以系统二的别经（脏腑别通）平衡法而言，手厥阴心包经可平衡足阳明胃经，而足阳明胃经通胃腑，平衡足阳明胃经，即可治疗胃痛的问题。

又如治疗患者左侧的乳房问题，一般而言，乳房有问题，则诊断为病在肝经和胃经，只要扎患者右侧心包经的曲泽合穴倒马，就可同时平衡左侧肝经和胃经的问题。因为以系统一的同名经平衡法而言，手厥阴心包经可平衡足厥阴肝经；而以系统二的别经（脏腑别通）平衡法而言，手厥阴心包经可平衡足阳明胃经的缘故。此外，也可扎患者右侧大肠经的曲池合穴倒马，亦可同时平衡左侧的肝经及胃经。

有一位患者，同时患有右手示指麻木及右侧腰痛的问题，诊断为右侧大肠经与膀胱经堵塞。作者扎患者左侧肺经的尺泽合穴倒马，并引气至患处后，即同时缓解了这两种症状。为何只扎两针就能达到如此的良效？因为以系统二的别经（脏腑别通）平衡法而言，扎左侧肺经的尺泽合穴倒马，可平衡右侧膀胱经堵塞所致的腰痛；而以系统三的表里经平衡法而言，扎左侧肺经的尺泽合穴倒马，可平衡右侧大肠经堵塞所致的示指麻木，这就是以最少的针数，解决不同经脉的症状问题。

再举一个例子对此加强说明，有一位患者有腰背痛及左侧前臂痛的症状，诊断为双侧膀胱经及左侧大肠经堵塞。扎右侧肺经的尺泽合穴倒马，并引气至患处后，患者的腰背痛及左侧前臂痛，立即得到缓解。由于系统二的别经（脏腑别通）平衡法可平衡双侧，所以扎肺经可平衡双侧膀胱经；而以系统三的表里经平衡法而言，扎右侧的肺经可平衡左侧的大肠经。因此，虽然是扎肺经，但同时包括了两种平衡系统的运用。

因此，若有脏腑问题或两条以上的经脉堵塞时，则要思考应采用哪条经脉治疗，可同时治疗脏腑问题或平衡病经为优先考量。若能以最少的针数，且能达到良好的治疗效果，此既证明对平衡针法的充分了解，也是代表了精准辨证与治疗的能力。在应用"王氏脏腑全息针法"时，应该要以此为准则，才能真正体悟平衡针法的精髓。

有位患者因右侧腰臀痛就诊，诊断为右侧膀胱经及胆经堵塞，作者先扎左侧小肠经的小海合穴倒马以平衡膀胱经，并让患者活动腰部，及拍打引气至腰部后，患者的腰部疼痛立即缓解。作者接着将针提至皮下，扎向三焦经方向的天井合穴倒马，再拍打引气至臀部。针毕患者的痛症问题都大为改善，患者大赞神奇。虽然是只扎两针，但透过针刺角度的调整，平衡了两条不同的病经，这是更为进阶的治疗思维方式。

以上述之例而言，由于所选用的平衡经脉为小肠经和三焦经，而这两条经脉的合穴倒马相距甚近，在针刺小肠经后，若将针提至皮下，改刺向三焦经，在操作上颇为便利。但如果所选用的是系统二的别经平衡法，以肺经平衡膀胱经后，若将针提至皮下，再改刺向心经以平衡胆经，并不易操作。因此，若想要采用此种做法，需事先考虑选用适宜的平衡经脉。

有位女性患者患有左侧坐骨神经痛，最近三周以来疼痛加剧，有时疼痛指数高达10/10，经常痛到流泪，早上起来甚至无法自己穿上裤子，就诊时感到左侧臀部及左小腿外侧疼痛，诊断为左侧胆经堵塞。针刺右侧三焦经的天井合穴倒马后，患者左侧臀部及左小腿外侧的疼痛感立即消失，只觉得左小腿后侧还有些疼痛，这说明其左侧的膀胱经亦有堵塞。作者将原本扎在右侧三焦经天井合穴倒马的两针提至皮下，改变角度刺向右侧小肠经的小海合穴倒马，患者左小腿后侧的疼痛也立刻消失。三天后回诊告知，左侧臀部及左小腿外侧的疼痛，目前只剩下2/10，日常生活上穿裤子等动作均无障碍，非常满意治疗的疗效。此案例的操作法，也是属于上述的高阶治疗思维，同时也是少针多刺的体现。

此外，深刺透穴也是少针的体现，如以三寸针扎曲池合穴倒马，可透刺多条经脉，即使只扎两针，也可借由深刺透穴，而达到极高的平衡效益。

从以上的例子，可说明与体现"少针"的四种原则，第一是做到"精准辨证"；第二是必须熟悉各种平衡系统，面对不同经脉的痛症，尽量选择一条最适合的相应平衡经脉，借由不同的平衡系统，而可同时平衡不同的病经；第三是"少针多刺"，在不多加针数的情况下，先针刺一条相应的平衡经脉，引气至患处，在解除或缓解症状后，可将针尖提至皮下，再刺向其他的平衡经脉，以解除或缓解其他病经的症状；第四是借由深刺透穴，以平衡多条经脉。

还有一种"少针多刺"的原则，是指扎的针少，但进针后行通气破结手法，朝向不同的方向针刺，以探测并通破气结与筋结，而达到最佳的治疗效果。

因此，必须认真地思考辨证，到底是哪条或哪些经脉出了问题，再选取相应的平衡经脉，尽量做到"少针多刺"，如此方能将"王氏脏腑全息针法"运用自如。不是治疗什么疾病，都是同扎三阴经或三阳经来平衡，作者并不鼓励这种不经思考的懒人医匠做法。

（四）一条经脉只扎两针

"王氏脏腑全息针法"的治疗模型中，每条经脉只扎两针，这是由于本针法是以合穴倒马针作为治疗主轴，而合穴为经气深聚之处，气血能量强大，合穴倒马组合通常只要扎两针，即可达到良好的疗效。且治疗内科杂病与脏腑病时，需同扎两到三条经脉，若一条经脉就要扎三针，总体的针数会太多。

一般而言，在治疗上若只需扎一条相应的平衡经脉，作者通常只会扎两针，若有需要的话，可将针尖略为提起，朝向其他的角度针刺，进行通气破结即可。或在该合穴倒马旁，再加上一组合穴倒马组合，以达协同治疗增强疗效。

（五）气血较虚者，扎手或足的三阳经

虽然肘阳六针或肘阴六针或膝阳六针或膝阴六针，都可以调理平衡全身的十二条经脉，但若是患者的气血较虚，则可考虑选用肘阳六针或膝阳六针，因其包含了手阳明大肠经或足阳明胃经，阳明经为多气多血的经脉，更有利于补益不足的气血能量。

此外，也有一个可灵活变通的方式，如患者适合扎膝阴六针，但又有气血较为虚弱的状况，也可以在扎膝阴六针后，在另一脚上再加上足阳明胃经的合穴倒马，以补益气血能量。

但需要说明的是，"王氏脏腑全息针法"是以经脉平衡作为治疗的主轴，而不是以个别经脉的气血能量多寡，作为思考的主轴。以上所述，只是作为辅助思维，不可因此而混淆治疗的主轴思路。

（六）任督二脉的平衡

"王氏脏腑全息针法"中，会使用到的经脉，都是属于传统针法中所使用的十二经脉，虽然不包括任督二脉，但由于在胸腹间的左右两条肾经夹任脉，所以可用平衡肾经之法以平衡任脉；而在颈、背、腰部的左右两条膀胱经夹督脉，所以可用平衡膀胱经之法以平衡督脉。

即任脉有病，可选用平衡肾经的相应经脉，扎完针后再轻拍任脉的患处，或使用动气针法活动患处，以引气至任脉的患处；若是督脉有病，则可选用平衡膀胱经的相应经脉，扎完针后再轻拍督脉的患处，或使用动气针法活动患处，以引气至督脉的患处。

有一位女性患者，来诊时尾骶骨痛，诊断为病在督脉。作者以三寸针扎其右侧大肠经的曲池合穴倒马透刺小肠经，针毕患者觉得痛减。督脉被两条膀胱经所夹，所以治疗督脉痛症的方法，与治疗膀胱经相同，重点是轻拍引气至患处。可针刺小肠经的小海合穴倒马，或以三寸针扎大肠经的曲池合穴倒马透刺小肠经，皆能达到良好的疗效。

另一位患者因颈椎痛就诊，诊断为病在督脉，扎其左侧小肠经的小海合穴倒马，并经通气破结后，要其活动颈椎，疼痛立即消失，治疗效果也是立竿见影，由此案例可证明，治疗督脉痛症的方法，与治疗膀胱经相同。

同理，若是任脉的问题，也是等同于治疗肾经之平衡法，再轻拍任脉疼痛的患处即可。

有一位女性患者，来诊时告知其胸部两乳之间处疼痛，诊断为病在任脉，扎其右侧肾经的阴谷合穴倒马，并轻拍引气至患处，针毕疼痛大为缓解。回诊时，作者考虑该患部的皮下即是骨头，因而针刺其右侧三焦经的天井合穴倒马，且深刺抵骨边，以符合"以骨治骨"的体应原则，治疗疗效亦佳，此法是借由针刺三焦经，以平衡肾经及任脉。由此案例可证明，治疗任脉痛症的方法，与治疗肾经相同。

（七）结合动气针法与拍打引气

"王氏脏腑全息针法"在运用董氏的动气针法上，亦是取用"交经巨刺"的原则，即"左病右治，右病左治"。如治疗右侧腰臀痛，可取左侧肘阳六针，扎完针进行通气破结后，让患者动一动腰臀，活动一下患侧，效果通常是立竿见影。扎完针后，原则上无须持续行针，但在疼痛或症状缓解后，则要求患者安静休息，最好能够入眠，让经气能在较无阻滞的状态下，继续调节其脏腑功能。

除了运用动气针法外，作者更喜用拍打引气的方式，当针扎下时，患者身体的气血能量，已经开始进行平衡调整，但重点是要将气引至患处，就好比发射导弹必须要给导弹坐标一样。因为患者可能患有多种不同的症状问题，所以在处理上要有优先级。拍打患处的目的，可引导气的走向，正如中药的方剂中，有所谓的"君臣佐使"等搭配，其中的使药为"引经药"，可引导药气的走向。如以桔梗为使药，可载药上行；而以牛膝为使药，可引药下行。

有些患者的症状问题较多，扎针后平衡的气血能量，会优先去处理其他的症状问题，而不一定是到我们所想要处理的患处部位，所以可借由拍打患部，引导气走到医者所想要处理的患处。

在拍打时，可循经轻拍或轻敲，无须拍得太用力，亦可结合动气针法，以增强疗效。

（八）运用体应原则

以"王氏脏腑全息针法"治疗时，也要遵循董氏针法的体应原则，即"以筋治筋，以骨治骨，以肉治肉"等原则。若是治疗膀胱经的筋伤，可在肺经合穴尺泽穴的大筋旁贴筋进针。

如牵涉到骨关节、脊椎病、骨刺或退化性关节炎等骨病，可沿着骨缝边，以三寸针深刺，此为提升治疗骨病疗效的重要原则。在"王氏脏腑全息针法"中，原则上每条经脉的合穴，都可贴骨进针或扎至接近骨面。而更适合贴骨进针或扎至接近骨面的合穴倒马，有大肠经、三焦经、小肠经、心经、胃经、脾经等经脉。

有一位男性患者，就诊时右侧胫骨的内侧疼痛，诊断为病在右侧的足厥阴肝经，选用系统二的别经平衡法，在患者左侧手阳明大肠经的曲池合穴倒马贴骨进针，既平衡了肝经，也是"以骨治骨"的体应原则运用。

"以骨治骨"的应用，除了可扎在骨缝边外，也包括了深扎，针尖接近骨面上，但以不刮伤骨头为原则。所以在使用"王氏通气破结针法"时，要注意手下的针感，要清楚地辨别是扎到筋结、气结之处，还是扎到了骨头，只有在筋结或气结之处，才能通气破结，如果是碰到硬邦邦的骨头，就不可再硬刺，以避免损伤骨头。

前文已提及，久病的患者由于能量较弱，需深刺以调动深层的经气修复才能见效。此外，由于久病入肾，而中医理论提及"肾主骨"，扎到骨缝边或接近骨头处，即是"以骨治肾"的应用，借由扎在骨缝边，或深扎针尖轻抵在骨面上，以治疗肾病或久病。

（九）深刺透穴原则

前文提及骨病及久病患者，要沿着骨缝边针刺或深刺抵骨，以激发调动深层的经气修复方能见效。以掘井为例，有些地方必须深掘方能出泉。能量不足或病体虚衰之人，若不堪扎长针，恐刺激量过大，可先扎短针，一段时间后，待其气血能量提升后，再以长针激发调动其深层的能量。

肘膝合穴附近的肌肉丰厚，气血深聚，扎针可深刺，对久病或病情较重者，可达到较佳的疗效。深刺透穴可达到用穴少但效果大的功用，如曲池一穴深刺透穴，可透刺大肠经、肺经、心包经、心经、三焦经、小肠经，而借由透刺这些穴位，又可平衡胃经、脾经、肝经、肾经、胆经、膀胱经。深扎曲池一穴即可平衡十二经脉，功效确实大。

有一位患者的左腿外侧及膝盖均感疼痛，诊断为病在左侧的胆经和胃经。但作者只扎了右侧大肠经的曲池穴和手三里穴，患者的疼痛立刻减轻，为何只扎大肠经的曲池合穴倒马，但同时却也能平衡胃经和胆经，其原因就是深刺透穴的缘故，深扎曲池穴也会到达三焦经与心经，当然就能平衡胆经。

六、王氏脏腑全息针法的殊胜性

每套针法的发明，必定有其与众不同的殊胜之处。在本小节中，会说明"王氏脏腑全息针法"在理论及实践操作上的殊胜性。

（一）穴位都在肘膝关节周围，安全性高且易于施行针术

传统针法的穴位中，有些穴位若是操作不当，有可能会导致危险，如头颈部的风池穴，若是针扎得太深或角度错误，有可能会发生危险。又或是扎背部的夹脊穴，也可能会有气胸的危险。而"王氏脏腑全息针法"所选用的穴位均在肘膝关节周围，都是非常安全的穴位，只要依法正常操作，安全性高且易于施行针术，患者也无须宽衣解带。

（二）理论精确，创新实用

本针法有着坚实的理论作为基础，不是无中生有或凭空想象而来，而是将前人的理论做出提炼整合并创新，其理论内容清楚明确，不模棱两可，且具有高度的实用性，实践于临床治疗确实有效。

（三）易懂、易学、易操作、易精通、效果好

"王氏脏腑全息针法"的最大特色是穴位固定，免去烦琐的各种配穴法。其理论浅显易懂，无须记忆大量的穴位配穴及其主治功能，容易理解与实践。

在学习针法之路上，无须花费大量的时间与金钱，只要用心研读本书后，就能懂得如何操作本针法。不但易学，且只要学习者具有信心，不断地加以实践，也容易精通，治疗效果良好。

（四）无须结合其他疗法

本针法无须结合其他疗法，如刮痧、拔罐等方法，扎针治疗的效果就已相当好。当然，这些辅助方法也不是不能搭配使用，但要在已能熟练掌握"王氏脏腑全息针法"的前提下，再来搭配使用，才不会模糊使用本针法时的治疗主轴。

（五）可避免因结合其他辅助疗法所带来的风险

由于本针法不需要结合其他的辅助疗法，所以可避免因使用其他辅助疗法时，所带来的风险问题，如因拔罐、艾灸操作不当，所导致的烫伤、水疱等问题。

（六）无须持续行针，疗效良好

"王氏脏腑全息针法"是以合穴倒马针为治疗核心，合穴的能量强大，在进行通气破结并引气至患处后，患者就可以休息，无须持续行针，疗效依然良好。

（七）通治痛症及脏腑病

有些患者原本就诊时是为了要治疗痛症，经治疗后，不但痛症得到缓解或消除了，患者也告诉作者，他们的其他疾病，如花粉症、糖尿病等病症也都得到改善。一位患者来治疗前期糖尿病，经治疗后，不但前期糖尿病的症状得到大幅改善，连高血压的症状也同时得到改善，体重也减轻了。

这是由于"王氏脏腑全息针法"不仅能治疗痛症，同时也可以调理脏腑的能量。脏腑得到疗愈后，当然可以改善由于脏腑失调所产生的各种症状，许多疾病或症状的外在表现虽然不同，但其源头都是来自于同样的脏腑问题，所以"治病必求其本"。

中医理论的"藏象学说"提到，脏腑有病会透过外在的"象"显现出来，所以可以透过望、闻、问、切等诊断法来诊断疾病，而痛症只是脏腑经脉失调下，所产生的其中一种外在表现。因此，在治疗上即使看起来像是在治疗痛症，但其实也是在调整脏腑经脉的平衡，若脏腑经脉之气能达到平衡，痛症也会得到缓解。这是因为脏腑经脉的堵塞之气若能通畅，"气行则血行"，气血通畅后痛症也会消失，此即"通则不痛"。

因此，不能仅以治疗痛症作为治疗的核心思维，而是要去思考疾病根源性的问题，是病在经脉还是病在脏腑？对于一般的痛症而言，往往在平衡经脉后，痛症就会消失或缓解，也不一定都会牵涉到脏腑层面的问题。

千病万病，总归因能量低落及能量堵塞的这两个因素，而"王氏脏腑全息针法"的殊胜处，正是可提升与平衡全身十二经脉的气血能量，以修复疏通堵塞之处。读者若能深入体会实践，就可以将此法发挥极致，在面对各种的痛症与脏腑病时，就能信心坚定，而不至于茫然不知所措。

由于"王氏脏腑全息针法"可同时平衡十二经脉的气血能量，即使患者同时出现多种脏腑疾病，也可以同时调理。有位患者来诊时，告知作者她的花粉症发作，现在一直流眼泪，眼睛像针刺般疼痛。而这几天来，患者因为工作上的压力，导致 7 天以来都食欲不振，只能吃少量食物。作者扎其右侧肘阳六针后，轻敲其眼眶周围，针毕花粉症的症状基本消失，患者回家后来电告知，她的食欲也已恢复正常。此例即说明"王氏脏腑全息针法"，可同时治疗患者所罹患的多种脏腑疾病。

（八）模糊辨证下的疗效亦佳

在治疗脏腑问题或牵涉到多条经脉病变的病症时，即使是在难以辨证的情况下，本针法的治疗效果仍佳。传统针法强调要辨证精准，才能得到疗效。使用本针法时，虽然也要辨证，但因其治疗的核心，为合穴倒马针的"信息全息平衡"，且三阳经或三阴经同扎，即能平衡十二条经脉，覆盖面可达全身。传统针法如同手枪的射击，须有精准的打击目标。而本针法如同发射镭射制导飞弹，不但可进行精准打击且覆盖面更大，功效自然不同。

因此，只要是在"王氏脏腑全息针法"的适应证范围内，即使是面对难以辨证的情况下，也是以三阴经或三阳经同扎，重点是借由轻拍患处或动气针法，以引气至患处，亦可达到良好的疗效，这就是"王氏脏腑全息针法"的优势所在。

（九）引气治病，可达复合性的治疗效果

由于"王氏脏腑全息针法"是站在平衡调气的高度，以合穴倒马针为治疗核心，并引气至患处，即使患者有多个部位疼痛，可一个部位接着一个部位拍打引气，在一个疼痛的部位得到缓解之后，再引气到下一个疼痛的部位。

以传统针法而言，治头痛就是单治头痛，无法使用同一组穴位，既能治头痛，又同时可治腰痛、膝盖痛、脚踝痛等不同部位的痛症。传统针法是单一目标、单一思维的治疗法，而"王氏脏腑全息针法"则可同时治疗多个部位的痛症，此为其优势。

有一位 52 岁男性，就诊时下颚肌肉紧绷，疼痛指数 3/10，眼睛疲累指数 3/10。扎其右侧膝阴六针，经通气破结后，轻敲其眼眶周围，眼睛的疲累感立即舒缓，再轻拍下颚，患者顿觉下颚的紧张感消失。

此例就是具体展现了"王氏脏腑全息针法"的优势，站在平衡调气的高度，针毕引气至患处，气引到何处，就能改善该处气血凝滞不通的症状。以传统的针法而言，很难达到如此复合性的治疗效果。

（十）针数固定为偶数，便于确认

本针法采用合穴倒马针作为治疗的主轴，在每条经脉上固定扎两支针，很容易记忆，不会造成混淆。所使用的针数固定为偶数，且针刺的部位固定，医者不会忘记扎针的部位或针数，而发生忘记起针的疏失。

可避免使用传统针法时，由于患者的病症不同，所选取的扎针部位及针数不一，需要特别记录，否则易造成疏失，如针扎在头皮的部位，针具被患者的头发覆盖，容易发生忘记起针的疏失。

七、王氏脏腑全息针法的经验分享

在本节中，作者会分享自发明"王氏脏腑全息针法"使用至今的心得，可节省读者自行摸索的时间，若读者能顺着作者的思路及方法，不断地体悟及练习实践，自能契应本针法的心法，而能得心应手。

（一）作者偏爱使用肘阳六针

虽说以肘阳六针或肘阴六针或膝阳六针或膝阴六针，皆可用来治疗痛症及调整脏腑经脉，但作者偏爱使用肘阳六针，因三焦经及小肠经更容易找到筋结及气结之处，较容易做到通气破结。而使用肘阴六针时，若深扎心包经，可能会碰到正中神经，较易产生令人不悦的触电感。

而膝阳六针中，由于膀胱经的经脉在膝后，而胃经及胆经的经脉在膝前，所以在使用上较为不便。膝阴六针也是作者经常使用的方式，但刺激量不宜过大，起针后要稍微按揉患者扎针的部位及小腿处，以避免患者由于小腿疼痛，而产生短暂性不良于行的状况。

且扎肘阳六针较易进行动气针法，扎完针后让患者动一动，引气至患处，如果是在膝上扎针，患者就无法走动了。

所以在这四种肘膝三阳三阴的组合中，虽然都有良效，但在临床治疗上，作者较经常使用肘阳六针和膝阴六针，尤其是偏爱使用肘阳六针，而肘阴六针及膝阳六针则较少使用。

（二）曲池合穴倒马深扎功效大

在临床治疗上，作者体悟到若能适当地深刺透穴，可达到取穴少但效果仍佳的疗效。尤其是在曲池穴深刺透穴，可透刺大肠经、肺经、心包经、心经、三焦经、小肠经，而借由透刺以上的经脉，又可平衡胃经、脾经、肝经、肾经、胆经、膀胱经。深刺曲池一穴就可平衡十二经脉，功效宏大，这是作者所体悟的秘法，实为"王氏脏腑全息针法"中的重要穴位。

在更进阶的思维中，其实只要深扎曲池穴及手三里穴，即可平衡十二经脉。在临床治疗上，作者经常只扎两针，即选择这一组合穴倒马。如果患者怕针，只能对患者扎两针来治疗的话，这两穴就是作者的首选，再配合上轻拍患处，将气引至患处，效果非常好，在此将这个秘法向大家公开。但要说明的是，这一组合穴倒马的组合，会较偏重经脉的平衡，而不是在通气破结，因为在这两个穴位处，较不易探测到气结或筋结。

作者经常使用深扎曲池合穴倒马来治疗肩痛、腰痛等问题，以平衡法而言，似乎无法用大肠经平衡这些患处，如腰痛为膀胱经的问题，照理说无法用大肠经平衡，但就是因为深刺透经的原理，针尖透刺肺经及小肠经，所以在治疗膀胱经上的腰痛，能达到良好的疗效。

有一位患者的右侧臀部及大腿后侧疼痛，诊断为右侧胆经及膀胱经堵塞，若以平衡系统而言，可取左侧的三焦经以平衡胆经，及取左侧的小肠经以平衡膀胱经，但作者深刺左侧大肠经的曲池合穴倒马，患者的症状也是立即得到改善。这正是证明了深刺曲池合穴倒马，不仅是作用在大肠经上，同时也作用在其他的经脉上，在这个案例中，至少也作用在三焦经及小肠经上。这是由于曲池穴位于特殊的生理解剖位置上，若是深刺也会到达其他经脉的缘故。

此外，曲池穴与手三里穴若贴骨进针，可借由"以骨治骨"而治疗骨关节、脊椎病、骨刺或退化性关节炎等骨病。此外，由于"肾主骨"且"久病入肾"，亦可以借此治疗肾病或久病。

曲池穴与手三里穴在大肠经上，而手阳明大肠经又与足厥阴肝经相通，中医理论提及"肝主筋"，所以这组合穴倒马若是贴骨进针，除了可肝肾同治外，对于筋骨酸痛也具有良效。且阳明经又为多气多血之经脉，补益气血的力量较强。

但大肠经的曲池合穴倒马，不适合进行通气破结的手法，且刺激量不宜过大，以避免患者晕针，所以在曲池合穴倒马的深刺使用上，需考量患者的个别情况而定。且由于深扎的刺激量较大，也不是每位患者都愿意采用这种方式，在此只是将此秘法分享给读者。一般而言，在临床治疗脏腑病上，作者还是在手三阳经或手三阴经或足三阳经或足三阴经中择一使用。深扎曲池合穴倒马，只当作是一种辅助方法。

（三）穴位与传统穴位不同

本针法的用针主轴是合穴倒马针，但所使用合穴的位置，需视患者的病症情况而定，不一定是扎在传统的合穴上，有时会扎在骨缝边，因为骨缝处经气深聚之故。

如针刺肝经的合穴曲泉穴，有可能会扎在传统曲泉穴下方的骨缝边；又如针刺大肠经的合穴曲池穴，不一定是扎在传统的曲池穴上，有可能会是扎在接近桡骨侧的骨缝边，目的就是要调动更为深层的经气能量。

（四）合穴倒马穴与合穴的距离

合穴的倒马穴有定穴但没有定点，也就是说有这个穴位，但其位置可以做弹性的调整，重点是必须与其合穴位在同一条经脉上，原则上以离合穴一寸半到两寸的距离，找筋结处或压痛反应点的位置下针。如合穴附近有穴位，则优先考量以该穴位为合穴的倒马穴，如大肠经曲池穴与手三里穴的倒马组合，手三里穴在曲池穴下两寸，即为非常标准的组合。又如膀胱经委中穴与合阳穴的倒马组合，合阳穴在委中穴下两寸，也是非常标准的组合。

但脾经的地机穴离阴陵泉穴三寸，胃经的上巨虚穴离足三里穴三寸，虽与合穴的距离稍远，但原则上仍可使用。亦可将脾经的合穴倒马穴，扎在阴陵泉穴下一寸半到两寸的反应点上。胃经的合穴倒马穴，亦可扎在足三里穴下一寸半到两寸的反应点上。

（五）善用体应原则

要能善用体应原则，判断患处是较接近骨头，或是较接近肌肉、筋腱的位置，而以此选择穴位的定位。譬如说选用大肠经作为相应的平衡经脉，若患处是接近骨边，在使用曲池合穴倒马时，可以贴着骨缝扎针，或在不刮伤骨面的前提下，可将针尖轻抵骨面，此即"以骨治骨"的体应原则应用。

若判断病程较久，也可以贴着骨缝扎针，或将针尖轻抵骨面，这是由于"久病入肾"，借由"肾主骨"的思路，可以反过来"以骨治肾"，这是针法中的秘法。若诊断是属于肌肉拉伤的问题，则使用传统曲池穴的位置即可，因为传统曲池穴的位置，就是位在肌肉丰厚突起处，正好符合"以肉治肉"体应原则的应用。

（六）本经自治的合穴倒马

在痛症的治疗上，虽然作者经常使用的是同名经、别经（脏腑别通）和表里经这三种平衡法，但有时也会使用本经自治的平衡法，原则上会使用对侧的本经合穴倒马。

有位患者患有左手中指扳机指的痛症，已经痛了一年，整个手掌的手指，无法碰触在一起，经西医注射了类固醇，起初的几星期尚且见效，但之后疼痛反而加剧。作者诊断为左侧心包经堵塞，扎其右侧心包经的曲泽合穴倒马，手指已较能合拢，为加强效果，在其右侧心包经的曲泽合穴倒马旁，再加上一组曲泽合穴倒马，并做通气破结，针毕手指已能合拢，患者感到非常开心。该案例即是使用本经自治的方式，但使用的是对侧合穴倒马的平衡治疗法。

（七）精准辨别病经的重要

在"王氏脏腑全息针法"的使用上，虽然有时也可以采用"模糊辨证"的方式处理，即牵涉到多条经脉或多个脏腑病，且在辨证不易的情况下，可以使用三阴经或三阳经同扎，引气至患处，即可达到良效。但原则上，在可以清楚辨证的情况下，尽量要做到明确辨证，以达到最佳的疗效。

有一位患者，因左侧腰臀痛就诊，诊断为左侧膀胱经及胆经堵塞，选用系统二的别经（脏腑别通）平衡法，以一寸半针扎其右侧肺经及心经的合穴倒马，针毕臀痛的现象已改善，但仍有腰痛。经拍打引气至患处后，疼痛稍减，但在腰部与髋骨的骨关节交接处仍感疼痛，经两次通气破结及拍打后，疼痛略减但仍感觉不适，于是作者以两支三寸针，在右侧肺经的尺泽合穴倒马旁，再加上一组尺泽合穴倒马，并使针尖接近骨面，针毕患者的疼痛消失，此例即说明精准辨证的重要性。

若确认辨证无误，然而在针毕后未能见到满意的治疗效果，则要考虑调整针尖针刺的角度方向，并做到通气破结，及引气至患处。若效果仍不佳，则要改用长针治疗。以此例而言，病在膀胱经的骨缝边，因此要针至接近骨面，以符合"以骨治骨"的体应原则，就能达到最佳的疗效。

有一位患者因左侧肩臂前侧痛就诊，诊断为左侧大肠经堵塞。因为患者的体型较大，以三寸针扎其右侧大肠经的曲池合穴倒马，扎在偏骨缝边，疼痛虽减但疼痛指数仍高，所以作者在其右侧大肠经的曲池合穴倒马旁，再加针另一组曲池合穴倒马，这组合穴倒马的曲池穴，就扎在传统穴位的曲池穴上，患者立刻觉得痛缓。所以只要诊断正确，如果未能达到理想的效果，可以在相应的平衡经脉上，再加上一组合穴倒马，但前提是经脉的辨证要正确。

有一位 35 岁的女性患者，左侧小腿肚疼痛已约 12 年，疼痛指数 6/10，疼痛反复发作，时好时坏，近 1 个月来疼痛加剧，且为持续性疼痛。诊断为左侧膀胱经堵塞，扎其右侧肺经的尺泽合穴倒马后，轻拍患者的左侧小腿，并请她来回走动，患者惊讶地问："疼痛怎么消失了呢？"本案例即说明只要经脉的辨证正确，即使患者疼痛多年，仍然能达到令人满意的疗效。

（八）同时存在痛症及脏腑病症状，以痛症优先处理

患者就诊时，可能同时有着痛症及其他脏腑病的症状。使用"王氏脏腑全息针法"时，治疗痛症的辨证，一定要用"经脉辨证法"；但是诊断脏腑病时，则可结合"脏腑辨证法"，这个部分与谭氏平衡针法的诊断观点有所不同。若是脏腑病有疼痛的症状表现，则以治疗疼痛为优先处理，也是先采取"经脉辨证法"，优先处理痛症问题。

有些痛症的产生，是由于脏腑病所衍生的问题，也就是说痛症是脏腑

病外在表现的症状之一，同时也可能是最困扰患者的问题，所以在治疗上，要以处理痛症为优先考量。而且若能消除或缓解痛症，患者对医者及治疗的信心也会大增，有利于后续对其脏腑病的治疗。如高血压、糖尿病等疾病，需要花费的治疗时间较长，若患者没有信心，不愿意坚持，也难以达到令人满意的疗效。

但读者要知道的是，许多疾病及痛症的根源，是由于脏腑气血能量不足，或经脉堵塞所造成，所以"王氏脏腑全息针法"的重点，是着眼于治疗调整脏腑气血能量不足，或经脉堵塞的根源性问题，而不是把治疗的核心思维仅放在止痛而已。因为疼痛只是疾病的外在表现症状之一，即使疼痛消失或缓解了，并不是表示疾病就已经痊愈。当然，能让疼痛缓解或消失，已经可说是达到显著的疗效了，毕竟疼痛感会令人感到相当不悦。

对于有局部痛症或仅为轻症的患者，可用缓解疼痛或缓解症状作为治疗的目标。但若患者有脏腑功能低落，与经脉严重堵塞的现象，即使疼痛或症状缓解，但一旦按压检查该患者的经脉，应该还是会有疼痛的反应。因此，"王氏脏腑全息针法"强调要"标本同治"，并不是仅以止痛为目标，且要能同时提升脏腑气血能量，使疗效更为持久，以达到治愈及自愈为终极目标。

（九）疼痛感的转移

在临床治疗上，经常会发现患者在某条经脉的主要疼痛区域好转后，其他的经脉区域会开始出现疼痛感，有些患者会认为这是疼痛感的转移，其实并不然。这是由于这些区域原先也是存在着经脉堵塞的问题，只是由于主要疼痛区域的疼痛指数较高，所以患者暂时感受不到其他经脉区域的疼痛。当主要的疼痛或症状得到缓解后，次要的疼痛或症状就会依次显现。其治疗的原则还是相同，当次要的疼痛出现时，依据疼痛所在的经脉，诊断所病何经，再选用相应的经脉平衡。

虽然患者一开始只会感受到主要的疼痛区域，并不一定会感受到其他邻近区域的疼痛，但若是医者在按压其他的邻近区域时，患者也会感到疼痛，则代表该区域亦有经脉堵塞的问题。如患者表示在上臂部的大肠经区域感到疼痛，但医者在按压其上臂部的三焦经时，若患者也会感到疼痛，则代表其三焦经也是有堵塞的问题，所以不只是要平衡大肠经，也必须要平衡三焦经。

扎针后痛症消失，并不是代表疾病已经痊愈，还要在原疼痛部位进行按压诊察，看患者是否还会感到疼痛，甚至可透过刮痧，检视痧象的状况，若是痧象正常，并未出现暗红色或紫黑色的痧象，则代表恢复良好，即可结束治疗。

（十）辨识病因的重要

虽说"王氏脏腑全息针法"结合"王氏通气破结针法"，及拍打引气至患处后，即可达到良好的疗效。但身为医者，一定要了解针法的治疗，只是整体治疗的一部分。医者是在治病"人"，而不仅是在治"病"。即使医者的针法技术高超，也无法治疗所有的问题，这是因为现代人的许多病症，都是由于身心失调所导致。因此，必须要深入了解导致疾病产生的病因所在。

所以不只是要治疗患者的生理问题，也必须要考虑到患者的心理问题，甚至要了解到患者的饮食、生活形态等，这就相当于古人所说的中医问诊《十问歌》："一问寒热二问汗，三问头身四问便，五问饮食六胸腹，七聋八渴俱当辨，九问旧病十问因，再兼服药参机变。妇女尤必问经期，迟速闭崩皆可见。再添片语告儿科，天花麻疹全占验。"

譬如说患者就诊时提到有失眠问题，医者要先了解为什么患者会失眠，是由于心理压力大或是晚上太晚睡又吃宵夜或是邻居太吵或是睡前都看一些益智或动作视频等问题，先排除一些可能性，了解真正的病因所在，才能规划设计出较为全面性的治疗方案。

又譬如说患者有皮肤病，若医者仅着重在治疗皮肤问题，而不询问了解患者的居家环境状况，如家中是否太过潮湿或有壁癌等问题，则不一定能够根治患者的疾病。

有一位 14 岁的女孩有 6 年的头痛问题，近 6 个月来头痛加剧，已做过 CT 扫描、骨髓穿刺检查脊髓液、血液检查，均察无异状。作者详细询问是否有家族病史，患者表示外婆及姨妈都有头痛史，但母亲并无头痛史。作者又询问女孩在学校及体操社团的状况，确认没有特别的情绪压力。排除以上种种原因后，诊断女孩的头痛只是由于肩颈过于僵硬所致，针刺其右侧肘阳六针后轻拍颈肩，疼痛瞬间消失，女孩和她的母亲都感到非常欣喜，见到了痊愈的曙光。经数次治疗后，头痛症状彻底痊愈。

此例即在说明，治疗某些特殊疾病或长期病症，要找出病因对症下药，不仅是需要治疗疾病，且要解决其致病的根源性问题。以该案例而言，若是患者在学校被霸凌，而产生心理压力，也可能会因而导致头痛。因此，找出患者的病因，对于治疗方案的整体规划上极为重要。

（十一）拍打引气的位置

"王氏脏腑全息针法"极为强调需引气至患处，针毕可借由动气针法，或轻拍、轻敲患处以引气至患处。但必须要注意患处是否有伤口，若患处有伤口，则可轻拍或轻敲离伤口 5 cm 外的位置。

若脏腑病兼有瘙痒症状，如花粉症有眼睛痒、鼻子痒等症状，则可轻敲眼眶、眉毛与鼻子周围，将气引至患处。而若是高血压、糖尿病等全身性失调的问题，并没有特定的患处部位，则可轻拍肚脐或丹田，引气归元即可，身体的能量会做自我修复，就如同我们每天吃下食物，也无须告知身体该将养分送至何处，身体会自行调节。

（十二）辨识疗效反复的原因

有些患者的治疗效果较为反复，扎针后疼痛缓解，然而治疗的效果却很短暂，过一两天后，患处又开始疼痛。针对这种状况，一定要深入了解其背后原因，当然这就牵涉到前文所提到的病因。首先要确认的是，医者的诊断及操作上是否正确无误，在确认无误后，再深入探索疗效无法持续的原因。

有一位患者因被树枝绊倒而伤到左肩，经 X 线片检查后，显示骨头没有裂伤，然而经数次治疗后，疗效依然反复。在扎针的当下，效果都不错，但疗效却无法持久。经过一两天后，左肩又开始疼痛，且左肩臂无法向后伸展，作者要他再去做深入的检查，经超声扫描后，发现左侧肱二头肌的肌腱脱落。

以本例而言，若是在诊断及治疗操作均正确的情况下，依然出现治疗疗效反复的状况，肯定是存在着另外的原因，所以需找出导致其疗效不佳的原因。若在骨头或肌肉、筋腱没有裂伤的情况下，治疗后应该会有明显的改善，但若是有骨头或肌肉、筋腱裂伤的情况发生，一般而言"伤筋动骨一百天"，恢复期会需要较长的时间，但借由扎针的治疗，可加速其复原能力。

有一位患者因跌倒而来治肩伤，并告知作者她已经做了 X 线片检查，检查结果没有骨折或骨裂，但经几次治疗后，疗效依然反复，作者要她再照一次 X 线，结果在新的 X 线片中，发现了骨头的小裂伤，此即疗效反复的原因。

以"王氏脏腑全息针法"而言，扭伤、拉伤、筋腱撕裂伤或轻微骨裂的治疗方法都是相同的，但治疗的效果及复原时间，会因其受伤的程度而有所不同。

有一位患者患有右颈疼痛与背部疼痛的症状，作者针刺患者左侧的肘阳六针。患者回诊时，表示其疼痛并无改善，作者再次询问患者有无其他病史，患者才告知作者，他上次就诊时，忘记提及他的左手肘已经痛了 1 个月。由于该患者的左手肘也有毛病，所以针刺在左手肘的患处上，也无法达到良好的平衡效果，因此作者改扎其左侧的膝阴六针，立即见到满意的疗效。

在面对疗效反复的状况时，要注意以下几点：第一是再次审视医者的诊断及治疗操作是否正确无误。第二要确认患者是否有骨裂或肌肉、肌腱、韧带裂伤或脱落的状况。即使是先前已照过 X 线片，但也有可能由于拍片的角度问题，没有拍到小骨裂的位置。第三要再次确认患者是否有外伤史，如在扎针的部位，先前是否有受伤或疼痛的状况。

此外，患者是否未能依照医嘱做适当休息，是否仍反复使用该受伤部位，或情绪变化较大，或患者的能量过于低落，或患者最近喝了许多冷饮等因素，也都可能会导致治疗的疗效反复。

（十三）合穴与其所属经脉在五行上的关系

"王氏脏腑全息针法"的治疗核心思维，是以经脉平衡为主轴，并不强调合穴的五行属性，即阳经的合穴五行属土，而阴经的合穴五行属水。但在某些特殊脏腑病的治疗思路上，亦可将合穴的五行属性，作为辅助性的参考思路。

以手阳明大肠经而言，大肠经的五行属金，而大肠经合穴曲池穴的五行属土，所以曲池穴是属于"金中之土"。五行相生关系中，土能生金，可补金的不足，而肺与大肠相表里，且肺的五行也属金，所以针刺曲池穴，亦可增强肺的"宣发肃降"功能，此为"培土生金法"的运用。

而同为阳明经的足阳明胃经的五行属土，而胃经合穴足三里穴的五行也属土，所以足三里穴是属于"土中之土"，补土的效力更强，可治疗一切肠胃消化道与腹部问题，所以在《四总穴歌》提道："肚腹三里留。"由此可知，曲池穴和足三里穴，虽同为阳明经上的合穴，且其五行同属土，但仍同中有异。

再举另一个例子说明，以手太阴肺经而言，肺经的五行属金，而肺经合穴尺泽穴的五行属水，所以尺泽穴是属于"金中之水"，是肺经的子穴。可以透过泻肺经，将过盛或壅堵的能量，转化到肾经上，这是"泻肺补肾法"的运用。

而同为太阴经的足太阴脾经的五行属土，而脾经合穴阴陵泉穴的五行属水，所以阴陵泉穴是属于"土中之水"，可治水湿的问题，中医理论提到脾喜燥恶湿，而针刺阴陵泉穴可以利湿以健脾。如患者有大便不成形，或泄泻拉肚子，或有水湿代谢等问题，若是诊断为脾虚湿盛，则可扎脾经的阴陵泉穴。由此可知，尺泽穴和阴陵泉穴，虽同为太阴经上的合穴，且其五行同属水，但也是同中有异。

合穴与其所属经脉在五行上的关系，可作为在使用"王氏脏腑全息针法"时的辅助性参考思路，但不能喧宾夺主，治疗上还是要以经脉平衡的核心思维作为治疗主轴。

（十四）经脉时辰的考量

"王氏脏腑全息针法"的治疗核心思维，是以经脉平衡为主轴，在确认是哪一条经脉为病经后，就可以依照系统一到系统三或系统六的平衡法中，选择其中的一个系统来平衡，原则上任一个系统都能达到疗效。

在以经脉平衡作为治疗主轴的前提下，若要增强疗效，也可将"时间医学——子午流注"的思路，与"王氏脏腑全息针法"相互结合。如患者有背痛，诊断为病在膀胱经，则可选用系统一的小肠经或系统二的肺经或系统三的肾经或系统六的膀胱经本经做平衡。

但要选择哪一条经脉作为平衡经脉，可以患者就诊时的时辰作为考量。如若患者在下午一到三点来就诊，即可选用小肠经做平衡，这是由于下午一到三点，是小肠经气血最旺盛的时辰；若下午三到五点来就诊，则可用膀胱经本经做平衡，这是由于下午三到五点，是膀胱经气血最旺盛的时辰；若下午五到七点来就诊，则可选用肾经做平衡，这是由于下午五到七点，是肾经气血最旺盛的时辰。

又如治疗脏腑病可同扎肘阳六针或肘阴六针或膝阳六针或膝阴六针，任选其中一组，均有疗效。但若想更加强疗效，亦可依据患者来治疗的时间段，选择含括这个时间段的经脉，如患者在下午一到三点来就诊，即可选用肘阳六针，因为下午一到三点，是小肠经气血最旺盛的时辰，而肘阳六针包括小肠经；又如患者是在早上九到十一点来就诊，即可选用膝阴六针，因为上午九到十一点，是脾经气血最旺盛的时辰，而膝阴六针包括脾经，可以此类推。

将经脉的流注时辰纳入治疗的考量，可作为加强疗效的辅助思维。

（十五）经脉与脏腑连属的思路

经脉名称与同名的脏腑，会有内在的连属关系，如《黄帝内经·灵枢·经脉》云："肺手太阴之脉，起于中焦，下络大肠，还循胃口，上膈属肺""大肠手阳明之脉……下入缺盆络肺，下膈属大肠"，经脉肯定会与同名的脏腑有内部连属的关系，如以上提及的"肺手太阴之脉……属肺""大肠手阳明之脉……属大肠"。因此，使用"王氏脏腑全息针法"治疗脏腑病时，即可使用经脉的平衡，以治疗脏腑病。

如泌尿系统的疾病，若诊断为病在膀胱经或膀胱，可针刺小肠经或肺经或肾经或膀胱经本经做平衡。又如治疗妇科病，若诊断为病在肝经或肝脏，可针刺心包经或大肠经或胆经或肝经本经做平衡。

此外，也要思考"经脉所过，主治所及"，在经脉经过的路线上所产生的疾病，都可以视为该经脉的病变。如《黄帝内经·灵枢·经脉》云："肝足厥阴之脉……循股阴入毛中，过阴器，抵小腹"，即指肝经通过阴器（生殖器官），到达肚脐下的小腹区域。所以有关男性阳痿，或女性的子宫炎、子宫肌瘤、妇科病等问题，皆可考虑其为肝经的病变，再选择相应的经脉做平衡。

（十六）结合中医理论的思路

对于脏腑病或全身性疾病的诊断与治疗，往往较为棘手，在选用经脉的治疗上，可结合中医理论的思路作为辅助思考，以提升治疗效果。以下

160

略举几个中医理论的观念做说明，读者可自行举一反三。但作者还是要再次强调，这些只是辅助性的参考思路，不能喧宾夺主，治疗上还是要以经脉平衡的核心思维作为治疗主轴。

1. "心主神明"

中医理论提到"心主神明"，若患者出现神志不清的问题，可以将心经及心包经视为病经。

2. "培土生金法"的运用

如患者患有花粉症，若诊断以肺经为病经后，可参考应用"培土生金法"的治疗思维。在平衡系统的选用上，可采用系统三的表里经平衡法，选用手阳明大肠经作为平衡经脉，因其合穴曲池穴是属于"金中之土"，五行相生关系中，土能生金，所以该穴对于补金的效力佳，可加强肺系统宣发肃降的功能，此为"培土生金法"的运用。此外，透过曲池穴"金中之土"的土穴能量，亦可强化其肠胃功能。

3. "滋水涵木法"的运用

如由于胆火过旺，而产生眩晕、目黄、口苦、坐卧不宁等症状时，若诊断为胆经堵塞，在选择平衡经脉时，亦可加上"滋水涵木法"的治疗思维。在平衡系统的选用上，可采用系统三的表里经平衡法，选用足厥阴肝经作为平衡经脉，因其合穴曲泉穴的五行属水，是属于"木中之水"，而水能生木，水亦能克火，借由针刺曲泉穴的水穴，可平衡且滋润属木的胆经，此为"滋水涵木法"的运用。

4. "发则治肺，平时治肾"的咳喘治疗原则

针对治疗咳喘的问题，在中医的治疗上，有"发则治肺，平时治肾"的原则，其实这也是"急则治其标，缓则治其本"的做法。在咳喘的急性发作期，可将肺经视为病经，而选取相应的平衡经脉治疗；而在平日咳喘未发作时，则可将肾经视为病经，选取相应的平衡经脉治疗。

5. "肾病从脾论治"的治疗原则

在中医的治疗上，有"肾病从脾论治"的观点，此即"崇土制水法"的运用，可作为治疗肾病的参考。治疗肾病，除了补肾之外，也需健脾，脾胃为脏腑气机升降的枢纽，在治疗脏腑疾病时，这个观点可以列入思考。

6. 心主脉，肺主皮，肝主筋，脾主肉，肾主骨

《黄帝内经·素问·宣明五气》提及："五脏所主：心主脉，肺主皮，肝主筋，脾主肉，肾主骨，是谓五主"，这段话说明五脏与人体组织的联系，可作为治疗上的参考。如出现全身性或多部位的筋病，由于"肝主筋"，且肝经连属于肝脏，所以可将肝经视为病经，并选取相应的经脉平衡。但如果只是局部的筋伤，还是要以筋伤所在的经脉作为病经，再选取相应的平衡经脉，而不以上述之法治疗。

7. 病机思路

对于脏腑病或全身功能性失调疾病的诊断，有时不容易做出明确的诊断，在这种情况下，可参考《黄帝内经·素问·至真要大论》所提到的十九病机中，与五脏相关联的部分，作为治疗上的辅助参考思路。《黄帝内经·素问·至真要大论》云："诸风掉眩，皆属于肝；诸寒收引，皆属于肾；诸气膹郁，皆属于肺；诸湿肿满，皆属于脾……诸痛痒疮，皆属于心。"

在病机思路的提示下，可以帮助对脏腑病的诊断，以确认所病何经，再选用相应的平衡经脉。如皮肤痒疮的问题，由于"诸痛痒疮，皆属于心"，所以可将心脉作为主要的病经，再选用相应的经脉加以平衡。

由于"肺主皮毛""诸痛痒疮，皆属于心"，所以在治疗皮肤病的思维上，可以联想到是肺经、心经、心包经出了问题。以上所述的病机思路，可作为脏腑病的辅助诊断思路，但在治疗上，还是可以用三阴经或三阳经同扎。若是治疗局部的皮肤病，针毕可轻拍局部周围，以引气至患处。

中医理论博大精深，无法一一论述，以上这种种的中医理论中所提到的观点，对于脏腑病的诊断及治疗方法上，可以提供辅助性的参考思维。以"王氏脏腑全息针法"而言，由于同扎三阳经或三阴经，就可以平衡十二经脉，即使不参考这些中医理论的观点，依然可以达到良好的治疗效

果。但对某些特定的患者，在选用平衡经脉上，这些中医理论的观点，还是有其参考价值。

（十七）结合刮痧疗法

在董氏针法中，董公非常重视使用三棱针放血，董公认为只要患者有气血瘀滞不通的症状，无须考量患者是属于寒热虚实的体质皆可放血，放血后疾病才会好转。且气血瘀滞严重时，针药的治疗效果不佳，因为气血闭塞不通，针药便不能达到病所，无法发挥作用，必须先打通气血循环，放出恶血，待气血通畅后再采用针药之法，针药才能发挥其疗效。

董公刺络放血取穴多半远离患处，正合"泻络远针"之古法，与一般时下放血取局部"阿是穴"的做法不同。《黄帝内经·素问·针解》提道："菀陈则除之者，出恶血也"，以三棱针或采血针刺络放血，即可去除陈年瘀血、恶血，以通畅气血循环。

在"王氏脏腑全息针法"中，并不使用放血疗法，但面对到一些沉疴痼疾，作者会采用结合刮痧的方式，与放血的方式相较，也相对较无交叉感染与卫生的疑虑。

在一般的状况下，无须结合刮痧疗法，基本上使用"王氏脏腑全息针法"，并结合"王氏通气破结针法"，再加上拍打引气至患处，效果已经相当好。

但如果针毕的疗效仍未达理想时，才会在患处再加上刮痧治疗，通常在该患处会有较为严重的筋结堵塞，刮痧时会有凹凸不平的疙瘩感。在刮痧后，作者会拍照让患者看其痧象，使患者了解为何扎针的疗效较不理想，是因其经脉堵塞得非常严重，"冰冻三尺，非一日之寒"所致。

作者经常告诉患者，作者不仅是在治疗他们目前所罹患的疾病或痛症而已，而是在治疗该疾病或痛症的病史。这些问题的产生，都不是短期形成，而是经长期累积，最后到了临界点而爆发，成为"压倒骆驼的最后一根稻草"。

某些患者的肌肉或筋腱已经挛缩变形，而产生了许多疙瘩结节状物，配合刮痧疗法，可以达到较佳的治疗效果，因为这已不仅是气机堵塞的功能性障碍，而是已经产生实质结构性的病变。

就如同治疗骨关节的问题，如果只是手指麻木的症状，使用"王氏脏腑全息针法"，即可达到良效。但如果已经是骨关节病变，如因关节炎而骨头肿大，想借由针法，让已经变形的骨头恢复原状，基本上不太可能，最多只能减缓变形的速度。

（十八）四诊合参

传统针法很重视"四诊合参"，即透过望、闻、问、切等诊断方式，根据患者的情况，选用如八纲辨证、气血津液辨证、脏腑辨证、经脉辨证等辨证方式，针对所辨证出的证型，订出治则与治疗方法，再选取针刺穴位施针治疗。

但以"王氏脏腑全息针法"而言，治病强调的是调气与平衡。所以在治疗脏腑病上，即使是辨证出的证型不同，治法还是相同，这也是一种"异病同治"的体现。如治疗高血压的患者，不管其原因是肝阳上亢还是肾气虚所导致，治疗的方法还是相同，这是因为"王氏脏腑全息针法"是站在平衡与调气的高度，从根源处治疗调理疾病，而不用寻枝摘叶。

虽说如此，但一般而言，作者还是会四诊合参，进行诸如舌诊、脉诊等检查。诊察的目的，主要是在于了解患者目前的脏腑状况，及判断治疗的预后状况是否良好，除了让医者的心中有底外，将所诊断及分析的结果告知患者，也可使其知道预后情况，以避免无谓的医病纠纷。有些患者的治疗疗效不佳时，应再次诊脉以确认患者是否脉象过于沉弱，存在着脏腑能量严重不足的情况。此外，若是患者的脉象若过于沉弱，在进行通气破结时，刺激量也不宜过大，以避免患者晕针。

另外，脏腑病的诊断辨证，对于给予患者的医嘱上，也具有指导性的意义。如对于诊断为肝阳上亢的高血压患者，可提醒患者不要喝酒，并要控制自己的情绪，常保持愉快的心情，多看些令人开怀的视频等；而对于诊断为肾气虚的高血压患者，则可提醒其要注意养气，可借由练习太极气功或吐纳调息，以增加自己的气血能量，平日也可多按摩腰部，并在房事上要有所节制……

第八篇

痛症的诊断与治疗
步骤练习

对于接受过传统针法训练的医者或读者而言，若想要将"王氏脏腑全息针法"运用自如，首先要改变的是过去所习惯使用的诊断思路与辨证观念。一般而言，在中医学院或针灸书籍所教授的诊断辨证方法，是采取中医的"八纲辨证"，即判断疾病的"阴、阳、表、里、寒、热、虚、实"。

谭老师在谭氏平衡针法的课堂中，就特别强调对于针法在痛症治疗上的诊断，并非采取"八纲辨证"的诊断法，而是要依据"经脉辨证"的诊断法，要借由经脉循行路线上所出现的症状或痛症，以辨证疾病所牵涉的范围。

"八纲辨证"是中医使用中药治疗时的辨证方法，但不适用于针法在痛症治疗上的诊断。如患者就诊时的主诉是左侧腰痛，针法医师的思维不能是以"八纲辨证"的诊断法，而诊断为肾阳虚、肾阴虚或肾气虚，而是要依据"经脉辨证"的诊断法，而诊断为左侧的膀胱经堵塞。

在本篇中，会以练习题的形式，引导读者对于痛症诊断与治疗的三步骤，进行深入的练习，以加强对"王氏脏腑全息针法"的理解与运用。

首先，举一个例子来提供读者作为诊断练习，患者的主诉：右膝外侧疼痛。

◎步骤一：首先要诊断疼痛的患处是在哪条或哪些经脉上？

诊断结果：根据疼痛部位，对照经脉循行的路线，诊断为右侧足少阳胆经堵塞。

◎步骤二：决定选用哪条或哪些经脉以作为平衡经脉。

"王氏脏腑全息针法"可使用系统一的同名经或系统二的别经（脏腑别通）或是系统三的表里经或是系统六的本经自治这四种平衡法，以上任何一种平衡法，都可以达到很好的效果。

要向读者说明的是，在谭氏平衡针法的运用上，系统一和系统三是扎对侧，即扎在健侧上；而系统二和系统六则可扎健侧或患侧的任一侧。然在"王氏脏腑全息针法"中，由于经常需要搭配动气针法的使用，在使用平衡法时，虽然系统二和系统六可扎任一侧，但作者通常还是以扎对侧为主，即扎在健侧上，也更符合"右病左治、左病右治"的治疗原则。

此外，由于系统六的本经自治平衡法，就直接扎在对侧本经的合穴倒马上，不特别需要动脑筋，所以在以下的论述中，不针对系统六再做说明。在以下平衡法的练习上，只练习系统一到系统三，以加强读者对于这三种平衡系统的熟练度。

以上例诊断为右侧足少阳胆经堵塞而言，系统一到系统三的平衡经脉选取如下所示：

系统一的同名经平衡法：左侧手少阳三焦经。

系统二的别经（脏腑别通）平衡法：任何一侧手少阴心经。

系统三的表里经平衡法：左侧足厥阴肝经。

◎步骤三：在选出相应的平衡经脉后，在该经脉上取穴。

系统一：左侧三焦经天井及天井上 A 的合穴倒马。

系统二：任何一侧心经少海及少海下 A 的合穴倒马。

系统三：左侧肝经曲泉、膝关的合穴倒马。

要向读者特别强调的是，"王氏脏腑全息针法"在步骤三所采取的方式与穴位，与谭氏平衡针法不同，是以相应经脉的合穴倒马来平衡，而不是采取谭针的穴位。以平衡的意义而言，"王氏脏腑全息针法"是属于"信息全息平衡"，强调太极全息，及引导气至患处，而不是采用谭针中四肢或躯干"比例对应式的全息平衡"，所以不是扎在节段比例所对应的阿是反应点上。

作者整理出以下表格，以方便读者检索对照系统一到系统三的平衡法。

系统一：同名经平衡法

	手	足
太阳	小肠经	膀胱经
少阳	三焦经	胆经
阳明	大肠经	胃经
太阴	肺经	脾经
厥阴	心包经	肝经
少阴	心经	肾经

系统二：别经（脏腑别通）平衡法

手	足
手太阳小肠经	足太阴脾经
手少阳三焦经	足少阴肾经
手阳明大肠经	足厥阴肝经
手太阴肺经	足太阳膀胱经
手厥阴心包经	足阳明胃经
手少阴心经	足少阳胆经

系统三：表里经平衡法

手	手太阳小肠经	手少阴心经
	手少阳三焦经	手厥阴心包经
	手阳明大肠经	手太阴肺经
足	足太阳膀胱经	足少阴肾经
	足少阳胆经	足厥阴肝经
	足阳明胃经	足太阴脾经

以下作者就举几个痛症部位，作为读者的练习题，当读者熟练这种诊断模式之后，就能迅速做出判断，并选用相应平衡经脉的合穴倒马作为平衡。

170

病例一：左侧腰痛

诊断及治疗的步骤如下：

（1）疼痛的患处是在哪条或哪些经脉上？

（2）需以哪条或哪些经脉平衡？

（3）取该平衡经脉的合穴倒马。

◎首先要诊断疼痛的患处是在哪条或哪些经脉上？

◎接下来请依照系统一到系统三，将选用的相应平衡经脉及其合穴倒马填入表格中。

	以何经平衡	取穴
系统一		
系统二		
系统三		

答案如下：

病经：左侧足太阳膀胱经

	以何经平衡	取穴
系统一	手太阳小肠经	右侧小海上 A1、 A2 两穴
系统二	手太阴肺经	任一侧尺泽及尺泽下 A
系统二	足少阴肾经	右侧阴谷及阴谷下 A

说明：在取穴上的 A，代表相应平衡经脉上的阿是穴反应点，原则上在离合穴一点五到两寸的筋结位置处扎针。

病例二：左外侧臀痛

◎首先要诊断疼痛的患处是在哪条或哪些经脉上？

◎接下来请依照系统一到系统三，将选用的相应平衡经脉及其合穴倒马填入表格中。

	以何经平衡	取穴
系统一		
系统二		
系统三		

答案如下：

病经：左侧足少阳胆经

	以何经平衡	取穴
系统一	手少阳三焦经	右侧天井及天井上 A
系统二	手少阴心经	任一侧少海及少海下 A
系统三	足厥阴肝经	右侧曲泉及膝关

病例三：左侧腰痛+左外侧臀痛

◎首先要诊断疼痛的患处是在哪些经脉上？

◎接下来请依照系统一到系统三，将选用的相应平衡经脉及其合穴倒马填入表格中。

	以何经平衡	取穴
系统一		
系统二		
系统三		

答案如下：

病经：左侧足太阳膀胱经+左侧足少阳胆经。

	以何经平衡	取穴
系统一	手太阳小肠经+手少阳三焦经	右侧小海上 A1、A2 两穴+右侧天井及天井上 A
系统二	手太阴肺经+手少阴心经	任一侧尺泽及尺泽下 A+少海及少海下 A（肺经及心经的穴位需在同侧）
系统三	足少阴肾经+足厥阴肝经	右侧阴谷及阴谷下 A+右侧曲泉及膝关

病例四：左侧腰痛+左外侧臀痛+左小腿外前侧痛

◎首先要诊断疼痛的患处是在哪些经脉上？

◎接下来请依照系统一到系统三，将选用的相应平衡经脉及其合穴倒马填入表格中。

	以何经平衡	取穴
系统一		
系统二		
系统三		

答案如下：

病经：左侧足太阳膀胱经+左侧足少阳胆经+左侧足阳明胃经。

	以何经平衡	取穴
系统一	手太阳小肠经+手少阳三焦经+手阳明大肠经	右侧小海上 A1、A2 两穴+右侧天井及天井上 A+右侧曲池及手三里
系统二	手太阴肺经+手少阴心经+手厥阴心包经	任一侧尺泽及尺泽下 A+少海及少海下 A+曲泽及曲泽下 A（这三条经脉的穴位需在同侧）
系统三	足少阴肾经+足厥阴肝经+足太阴脾经	右侧阴谷及阴谷下 A+右侧曲泉及膝关+右侧阴陵泉及地机

病例五：右侧颈肩痛

◎首先要诊断疼痛的患处是在哪些经脉上？

◎接下来请依照系统一到系统三，将选用的相应平衡经脉及其合穴倒马填入表格中。

	以何经平衡	取穴
系统一		
系统二		
系统三		

答案如下：

病经：右侧手阳明大肠经+右侧手太阳小肠经+右侧手少阳三焦经+右侧足阳明胃经+右侧足太阳膀胱经+右侧足少阳胆经

	以何经平衡	取穴
系统一	足阳明胃经+足太阳膀胱经+足少阳胆经	左侧足三里及上巨虚+左侧委中及合阳+左侧阳陵泉及阳陵泉下A ◆胃经可以平衡大肠经及胃经本经 ◆膀胱经可以平衡小肠经及膀胱经本经 ◆胆经可以平衡三焦经及胆经本经
系统二	足厥阴肝经+足太阴脾经+足少阴肾经	左侧曲泉及膝关+左侧阴陵泉及地机+左侧阴谷及阴谷下A（由于也需要平衡右侧的足三阳经，所以只能扎左侧） ◆肝经可以平衡大肠经及胆经 ◆脾经可以平衡小肠经及胃经 ◆肾经可以平衡三焦经及膀胱经
系统三	手太阴肺经+手少阴心经+手厥阴心包经	左侧尺泽及尺泽下A+左侧少海及少海下A+左侧曲泽及曲泽下A ◆肺经可以平衡大肠经及膀胱经 ◆心经可以平衡小肠经及胆经 ◆心包经可以平衡三焦经及胃经

174

以上为"王氏脏腑全息针法"治疗痛症的三步骤，而在诸如高血压、糖尿病、花粉症、焦虑压力等病症，由于已经牵涉到全身功能性失调的问题，通常会以三阴经或三阳经同扎，再用动气针法或轻拍患处的方式，将气引至患处，或下腹部丹田处，以调节全身气血能量的平衡。

第九篇

王氏脏腑全息针法的
适应证及针法须知

"王氏脏腑全息针法"可迅速治疗一般痛症，且能通治脏腑病，其治疗的范围极广。在本篇中，会扼要地介绍"王氏脏腑全息针法"的适应证，并借由一些痛症医案与脏腑病医案，加以说明其应用之法。此外，也会提醒读者在操作此针法时的注意事项。

在传统针法中，治疗不同的病症，需采用不同的配穴组合，所以在一般坊间的针灸书籍中，都会介绍为何要选择该穴位，与该穴位的主治功能如何等。由前文的论述中，读者可知"王氏脏腑全息针法"是以合穴倒马针为治疗核心，并引气至患处，只要经脉辨证正确的话，采取相应的平衡经脉即可达到治疗疗效。因此，在下文中的医案，不会特别解释为何要这样配穴，或这些穴位的主治功能。若对"王氏脏腑全息针法"的平衡法还不熟悉的读者，可再复习本书第六篇和第七篇的内容。

由于本书的内容，力求浅显易懂，令即便是不具中医针法基础的读者，在阅读时都可容易理解，并能加以运用操作。因此，在本篇中的医案叙述与分析说明，均不使用教科书式或学术论文式的论述。

此外，为了避免模糊焦点，下文中不特别分析说明患者的舌象和脉象。只会针对"王氏脏腑全息针法"在治疗上的相关思路与操作重点，略作分析说明，以加强读者对本针法在理论与操作上的理解。希望透过这些作者实际的治疗经验及说明，可以激发读者对本针法的信心，与提供读者在治疗上的思路辨析。

最后要说明的是，脏腑病通常为慢性病，或是患者的身体已成亚健康状态，由于需要较长的疗程，所以患者在治疗上需有耐心，毕竟"冰冻三尺，非一日之寒"，除了鼓励患者持续治疗外，要求其坚持自我保健锻炼也是相当重要，在本书第十篇的第二部分"保健功法"中，会列举一些自我保健锻炼的方法以供参考。

一、王氏脏腑全息针法的适应证

以下略举一些"王氏脏腑全息针法"适应证的例子，原则上，传统针法可以治疗的疾病范畴，"王氏脏腑全息针法"也都可以治疗。希望透过以下医案的说明，能帮助读者更加深入了解"王氏脏腑全息针法"的理论与治疗上的综合思路。

◎"王氏脏腑全息针法"的适应证范畴。

（1）痛症：肩颈痛、腰背痛、头痛、肘膝痛、腕踝痛、腹痛……

（2）脏腑病：高血压、糖尿病、肥胖症、失眠、便秘、尿频……

（3）五官病：眼睛红、眼睛干涩、鼻炎、鼻塞、耳鸣、花粉症……

（4）妇科病：尿道发炎、痛经、经前期综合征、围绝经期综合征……

（5）情志病：抑郁症、焦虑压力……

（一）痛症医案

在临床的痛症治疗上，肩颈痛及腰臀痛占有较高的比例，所以在本书的医案中，会多列举一些此类的案例。在每个案例中，也会略作说明，以帮助读者做延伸思考。

1. 偏头痛

Harika R，36岁女性，来诊时要治疗右侧偏头痛，告知已有15年的偏头痛病史，最近5天以来疼痛加剧。另有畏光和畏声音、恶心反胃、颈椎僵硬疼痛等症状。经过两次左侧膝阴六针的治疗，再加上刮痧拔罐，第三次治疗时，告知作者这几天偏头痛已不再犯。

说明：一般而言，偏头痛所牵涉到的经脉为胆经与三焦经，但患者同时也伴有恶心反胃、颈椎僵硬等症状，即意味着胃经和膀胱经也出现了堵塞的状况，因此采用膝阴六针的平衡法。由于患者的偏头痛病史过久，堵塞过于严重，所以再辅以刮痧拔罐的治疗。

2. 眼睛痛

Jenny H，40 岁女性，因工作劳累而左眼疼痛，她觉得似乎是快长针眼的感觉。由于"五脏六腑之精气，皆上注于目"，眼睛疼痛很难辨证出是哪条经脉出问题，所以只能采取模糊辨证。扎其右侧的膝阴六针，并轻敲患者的左眼眶周围，以引气至患处，约 1 小时后起针，该患者告知左眼的疼痛感已基本消失。

说明：此案例即在说明，只要是属于"王氏脏腑全息针法"的适应证，即使是在模糊辨证下，针毕引气至患处后，依然能产生良好的疗效。

3. 三叉神经痛

Andrew P，54 岁男性，右脸颊至下巴区三叉神经痛已持续 20 年，长期服用止痛剂，每天要吃 9 粒消炎止痛剂，来诊时告知上周起疼痛加剧，疼痛指数 10/10，轻碰脸颊下巴处，立即感到剧烈的疼痛，诊断为右侧手阳明大肠经及足阳明胃经堵塞。考虑其痛在肌表，所以采取浅刺，轻触其左侧肺经、心包经，探寻合穴附近的结节处。扎其左侧肺经的尺泽合穴倒马，与心包经的曲泽合穴倒马，并在浅表处通气破结，针毕其疼痛降至 7/10。

在治疗几次后，轻按脸颊时已不感到疼痛，只有在重按脸颊时才感到疼痛。改扎左侧大肠经的曲池合穴倒马，以三寸针深刺透穴，疗效亦佳。在治疗一段时间后，重按脸颊时已不感到疼痛，但碰触右侧下排牙齿时感到疼痛。《黄帝内经·灵枢·经脉》云："大肠手阳明之脉……其支者，从缺盆上颈贯颊，入下齿中"，此即说明手阳明大肠经的循行路线，经过下排牙齿。因此，针刺左侧大肠经的曲池合穴倒马，再加上考虑"以骨治骨"的治疗思路，是故以三寸针贴骨缝进针，疗效亦佳。治疗 3 个月

180

后，疼痛症状基本消失。

说明：由于患者长期服用止痛剂，其自身修复能力及气血能量不佳，所以在治疗上需要花上较长的时间。通常通气破结的位置，会在中部或沉部的位置，但如若患者的疼痛是在肌表浅层，就需要在浅部通气破结。但随着症状的改变，痛症出现在不同的深浅层次，如在肌表、筋腱、肌肉或骨头等不同的部位上，也要因应其病症的表现，而调整所使用的平衡系统，及针刺的角度与深度。

4. 下颚关节痛

Dean M，52 岁男性，下颚肌肉紧绷，疼痛指数 3/10，眼睛疲累指数 3/10，同时伴有尿频症状，一天需小便 24 次，能量低弱。扎其右侧膝阴六针，经通气破结后，轻敲其眼眶周围，眼睛的疲累感立即舒缓，再轻拍下颚，患者顿觉下颚的紧张感消失。

说明：若患者出现多处痛症及症状，可同扎三阴经或三阳经后，轻拍患处以引气至患处，待一处的症状消失或缓解之后，再轻拍下一个患处，将气引至下一个患处。

5. 落枕

Rosie B，30 岁女性，落枕 2 天，向右转颈时会有放射性疼痛，以三寸针扎其左侧的肘阳六针后，颈项的僵硬疼痛立刻缓解，针毕患者感觉非常舒畅。

说明：一般而言，由于肩颈牵涉的经脉较多，所以落枕的问题，需要以三阳经或三阴经同扎，会达较理想的效果。此外，深刺透穴的效果更佳。

6. 肩颈痛

Terrence B，74 岁男性，因搬重物伤到右侧肩颈，就诊时右侧肩颈已疼痛两个月，每天早上起来的疼痛指数 8/10，就诊时的疼痛指数 6/10，肩颈的活动度尚佳，但感持续性的疼痛，扎其左侧的肘阴六针，并行通气破结针法后，右侧的肩颈疼痛顿减为 2/10。

说明：肩颈痛通常牵涉到诸多阳经，包括手三阳经及足三阳经，本例以肘阴六针治疗，右病左治，效果良好。因牵涉的经脉较多，必须要以三阴经或三阳经同扎，才能达到较佳的效果。

7. 肩痛

Garrin J，57 岁男性，患者因被树枝绊倒后导致左肩受伤，经 X 线片检查后，显示骨头没有裂伤，然经数次治疗后，疗效依然反复。在扎针的当下，效果都不错，但疗效却无法持久。一两天后左肩再度疼痛，且左肩臂无法向后伸展，作者要他再去做深入的检查，经超声波扫描后，发现其左侧肱二头肌的肌腱脱落。

说明：以此例而言，如果只是肌肉、肌腱或韧带的拉伤，治疗效果应该会有显效。但若是治疗的疗效反复，就要找出原因，若是确认诊断及治疗的操作均无误，就要考虑患者是否有肌腱脱落或裂伤，或是有骨头裂伤的可能性，需要要求患者再做进一步的检查。

8. 肩痛

Kelci N，40 岁女性，告知两年前曾摔倒而伤到左肩，一年前专科医生曾在其患部施打可的松的封闭神经针，但效果不佳。来作者的诊所就诊时，作者以三寸针深扎患者右侧手阳明大肠经的曲池合穴倒马，针毕轻拍患者左肩，引气至患处，问她现在的感觉如何？她突然眼睛睁大看着作者，惊呼太神奇了，疼痛完全消失。

说明：曲池一穴深刺透穴，可透刺大肠经、肺经、心包经、心经、三焦经、小肠经，而借由透刺这些穴位，又可平衡了胃经、脾经、肝经、肾经、胆经、膀胱经。深刺曲池一穴就可平衡十二经脉，且阳明经为多气多血的经脉，所以曲池合穴倒马的功效极大，其治疗范围极广。

9. 肩前痛

Ross S，56 岁男性，体态较肥胖，右侧肩前肌肉拉伤，诊断为右侧手阳明大肠经堵塞。以一寸半针扎患者左侧手阳明大肠经的曲池合穴倒马，疼痛稍减，作者将其肘部肌肉往下压，将针扎得更加深入，以加大刺激量，并询问患者的感觉如何？患者告知疼痛大减。

说明：此案例为使用本经自治的平衡法，采右病左治，以左侧的曲池合穴倒马，治疗右侧肩前痛。若以一寸半针刺入，却发现患者的肌肉或脂肪层较厚，针的长度不够时，可将局部的肌肉往下压，针就能扎得更加深入，以增加刺激量，而达到更佳的治疗效果。

10. 肩臂痛

John M，74 岁男性，罹患血癌并已接受化疗，来作者的诊所治疗左侧的肩臂痛，疼痛指数 7/10。诊断为左侧手阳明大肠经及手少阳三焦经堵塞，以三寸针扎其右侧大肠经及三焦经的合穴倒马，左侧的肩臂痛立刻缓解。

说明：患者虽有重大疾病史，但只要正气不衰，疗效仍佳。上述的合穴倒马，是采用本经自治的对侧平衡。

11. 肩臂痛

Garrin J，57 岁男性，左侧肩臂前侧痛，疼痛指数 8/10，左肩臂无法后展，诊断为左侧手阳明大肠经堵塞，因为患者的体型较大，以三寸针扎其右侧大肠经的曲池合穴倒马，扎在偏骨缝边。针毕痛虽减但仍感疼痛，所以在其右侧大肠经的曲池合穴倒马旁，再加上一组曲池合穴倒马，并扎在传统穴位的曲池穴上，患者觉得痛缓，疼痛指数降至 5/10。

说明：只要经脉的辨证诊断正确，治疗时若未达理想效果，可在相应的平衡经脉旁，再加上一组合穴倒马，以加强疗效。以本案例而言，第一组曲池合穴倒马，重点在调度较深藏的经气；第二组曲池合穴倒马，重点在协同第一组曲池合穴倒马以加强疗效，同时也是"以肉治肉"的体应原则应用。

12. 手肘痛

Brendon B，38 岁男性，就诊时告知由于左手手肘撞到门框，已疼痛约一个月，仅为局部疼痛，疼痛指数 7/10，X 线片显示无骨折，经诊察后诊断为左侧手阳明大肠经堵塞。针刺右手两组大肠经的曲池合穴倒马，一组合穴倒马采传统穴位，另一组合穴倒马则贴近骨缝边针刺，针毕疼痛大为减轻，降至 2/10。

说明：只要经脉的辨证诊断正确，一般而言，扎一组合穴倒马就已足够，视情况需要，也可在该相应的平衡经脉旁，再加上一组合穴倒马，可更加强疗效。以该患者而言，由于之前是撞到骨头所造成的骨头疼痛，所以第二组合穴倒马可针刺在骨缝边，以达到"以骨治骨"的疗效。

13. 大拇指痛

Mark H，56 岁男性，最近几天因频繁使用电锯，导致右手大拇指鱼际处疼痛，右手大拇指活动时也感到疼痛，疼痛指数 6/10，诊断为右侧手太阴肺经堵塞，采取系统三的表里经平衡法，针刺左侧大肠经的曲池合穴倒马，针毕疼痛完全消失。

说明：对于手部及足部的局部痛症治疗，谭氏平衡针法是采用手足对侧对应扎法，即以手掌和脚掌对应，手指与脚趾对应。若手掌部位有痛症，即寻找对侧脚掌比例对应之处扎针，反之亦然；若手指部位有痛症，即寻找对侧脚趾比例对应之处扎针，反之亦然。

但以"王氏脏腑全息针法"而言，仍是按照"经脉辨证"判断经脉堵塞所在，也依然是使用"王氏脏腑全息针法"的合穴倒马针处理，重点是引气至患处。以上例而言，治疗右手大拇指鱼际处疼痛，鱼际处为肺经所循行，所以还是诊断为右侧肺经堵塞，并找相应的经脉平衡。若是在掌部、手指或足部、脚趾等部位的疼痛，也是辨证出所病何经，再以相应的平衡经脉处理。为何"王氏脏腑全息针法"能有如此良好的疗效？这是由于合穴倒马针的能量强大，且为"信息全息平衡"的缘故。

14. 手指痛

Masahiro H，25 岁男性，就诊时左侧无名指疼痛，疼痛指数 8/10，诊断为左侧手少阳三焦经堵塞，作者采取本经自治的平衡法，针刺其右侧三焦经的天井合穴倒马，患者觉得疼痛稍减，降至 7/10。考虑手指痛为骨病，将针再扎得深一些，以达"以骨治骨"的疗效，患者告知疼痛又减轻些，约降至 6/10。作者在其右侧三焦经的天井合穴倒马旁，再加上一组天井合穴倒马，针刺时感觉有阻滞感，行通气破结针法后，针下的阻滞感消失，患者告知疼痛大减，约只剩 2/10。

说明：在使用"王氏脏腑全息针法"后，若效果尚未满意，在辨证正确的前提下，可将针扎得再深些，以调动更深藏的经气；或将针尖略为提起后，再朝向不同的角度通气破结；或在该平衡的经脉旁，再加上一组合穴倒马，以加强疗效。

15. 手指麻木及腰痛

Jeremy E，52 岁男性，患有左侧小指麻木及右侧腰痛。诊断为左侧手太阳小肠经堵塞，及右侧足太阳膀胱经堵塞。如果是病在同侧，作者会用另一侧的小肠经来平衡。但由于是病在不同侧，作者先采用系统三的表里经平衡法，以右侧心经平衡左侧小肠经，针毕引气至左侧小指，患者的小指麻木感消失，患者直呼神奇。接着再用系统二的别经平衡法，扎右侧肺经的尺泽合穴倒马后，引气至右侧腰部，患者的腰痛也是立即得到缓解。

说明：若同时有两条经脉堵塞时，要先考虑是否可只扎一条相应的平衡经脉，即可平衡这两条堵塞的经脉。以本案例而言，患者患有左侧小肠经堵塞，及右侧膀胱经堵塞。能平衡小肠经的经脉，有膀胱经、脾经、心经、小肠经；而能平衡膀胱经的经脉，有小肠经、肺经、肾经、膀胱经。其中有交集的部分是小肠经和膀胱经，但以扎小肠经平衡膀胱经而言，若扎在左侧小肠经的小海合穴倒马，虽有助于平衡右侧的膀胱经，但却不利于治疗左侧的小指麻木，因为在扎了左侧小肠经的小海合穴倒马后，就不方便以动气针法活动左侧的小指；同样地，若扎在右侧膀胱经的委中合穴倒马，虽有助于平衡左侧的小肠经，但却不利于治疗右侧的腰痛，因为在扎了右侧膀胱经的委中合穴倒马后，就不方便以动气针法活动腰部。

以该案例而言，在右侧先后扎了心经和肺经，但以平衡的意义而言，两条相应的平衡经脉，是采用不同的平衡法，这是属于比较特殊的运用状况。先采用系统三的表里经平衡法，以右侧心经平衡左侧小肠经；接着再用系统二的别经平衡法，以右侧肺经平衡右侧膀胱经。由于系统二的别经平衡法可扎任一侧，所以扎右侧肺经，可平衡右侧膀胱经。

16. 扳机指

Otele P，75 岁男性，患有左手中指扳机指的痛症，已经痛了一年，整个手掌的手指，无法碰触在一起，经西医打了类固醇针的治疗，在起初几星期尚且见效，但之后疼痛反而加剧。作者诊断为左侧手厥阴心包经堵塞，针刺其右侧心包经的曲泽合穴倒马后，左手的手指已较能合拢，接着在其右侧心包经的曲泽合穴倒马旁，再加上一组曲泽合穴倒马，并做通气破结后，患者左手的手指已能完全合拢，他感到非常开心。

说明：本案例是采用本经自治的平衡法，使用的是对侧心包经的曲泽合穴倒马。若是治疗较为顽固性的痛症，可在原合穴倒马旁，再加上一组合穴倒马，以加强疗效。

17. 腰背痛

Paku M，72 岁男性，有股动脉血管瘤病史，在 2019 年 10 月做手术，于下腹部的动脉及两侧腹股沟的动脉，装了三个动脉支架。但不久后，由于血块瘀积而导致血管堵塞，在 2020 年 7 月到医院住了 20 天，以手术引流腹股沟血管内的堵塞之物。于 2020 年 11 月来作者的诊所就诊时，告知手术之后无法久坐，腰背十分疼痛，也无法走得太远，每次只能走 50 m。

经数次轮流以"肘阳六针"与"膝阴六针"治疗后，患者告知已能连续行走超过 200 m，腰背已不痛，且能与妻子一起逛街参加聚会，对治疗的效果甚为满意。

说明：患者虽然年长且有手术史，但只要正气不衰，疗效仍佳。对于有脏腑病或特殊病史，又有痛症的情况下，原则上采三阴经或三阳经同扎，以"标本同治"，但重点是扎完针后，要轻拍引气至患处。此外，若患者接受治疗的间距较短，即回诊的次数较频繁，可以采肘阳六针、肘阴六针、膝阳六针、膝阴六针的轮替治疗。

18. 腰痛

Jaydene H，26 岁女性，极为怕针，因腰痛就诊，检测时前弯仅能达到 40° 左右，诊断为双侧足太阳膀胱经堵塞。作者要她不要看针，并迅速扎其右侧手太阴肺经的尺泽合穴倒马，再轻拍她的腰背，她立刻就能前弯到 90°，患者感到非常高兴。

说明：本案例是采用系统二的别经（脏腑别通）平衡法，以肺经平衡双侧的膀胱经，对于极为怕针的患者，必须要做到精准辨证，并且尽量以最少的针数解决患者的问题。以该案例而言，由于患者的双侧膀胱经均堵塞，采用系统二的别经（脏腑别通）平衡法，除了可平衡双侧膀胱经外，也便于使用动气针法以活动腰背，所以是最佳的选择。

19. 腰臀痛

Maria H，64 岁女性，患有双侧腰痛及臀部痛，诊断为双侧足太阳膀胱经及足少阳胆经堵塞。以三寸针扎其左侧大肠经的曲池合穴倒马，针毕患者立即痛减。该患者回诊时，告知只剩右侧的臀部痛，诊断为右侧足少阳胆经堵塞，以系统二的别经（脏腑别通）平衡法，扎其左侧手少阴心经的少海合穴倒马，数秒内，患者就觉得疼痛大减。用两针就有效果，就不用再扎其他针了。

说明：作者经常以曲池合穴倒马，治疗肩痛、腰痛等问题，以平衡法而言，似乎无法用大肠经平衡这些病经，如腰痛为膀胱经的问题，照理说无法以大肠经平衡膀胱经，但就是因为深刺透经的原理，所以在治疗膀胱经上的腰痛，亦能达到良好的疗效。

20. 腰臀痛

Dwayne R，30 岁男性，患有左侧腰臀痛，诊断为左侧足太阳膀胱经及足少阳胆经堵塞，采用系统二的别经（脏腑别通）平衡法，以一寸半针扎其右侧肺经及心经的合穴倒马，针毕臀痛的现象已改善，但仍有腰痛。经拍打引气至患处，疼痛稍减，但在腰部与髋骨交接处仍感疼痛，经两次通气破结及拍打引气后，疼痛略减但仍感觉不适，于是作者以三寸针在右侧肺经的尺泽合穴倒马旁，再加针一组尺泽合穴倒马，并将针深刺接近骨面，针毕疼痛消失。

说明：在"王氏脏腑全息针法"的使用上，虽然有时也可以采用"模糊辨证"的方式处理，即在牵涉到多条病经或多个脏腑病，且辨证不易的情况下，可以三阴经或三阳经同扎，引气至患处，就可达到良效。但原则上，在可以明确辨证的情况下，尽量要做到"精准辨证"，以期达到最佳的疗效。

以此例而言，在缓解臀部疼痛后，判断腰部与髋骨交接处的疼痛，是病在膀胱经，此即"精准辨证"。若已明确辨证是病在何经，但在平衡治疗后，效果仍未能满意，则要考虑调整针刺的方向及深度，并确定做好通气破结，及引气至患处。若效果仍然不佳，则要改用长针刺激。以此例而言，病在膀胱经的骨缝边，所以要针在骨缝边或接近骨面，以符合"以骨治骨"的体应原则，治疗上就能达到最佳的效果。

21. 腰臀痛

承先生，65 岁男性，患有右侧腰臀痛，诊断为右侧足太阳膀胱经及足少阳胆经堵塞，作者先扎其左侧小肠经的小海合穴倒马以平衡膀胱经，并让患者活动腰部，及拍打引气至腰部后，患者的腰部疼痛立即缓解。再将针提至皮下，扎向三焦经方向的天井合穴倒马后，拍打引气至臀部，针毕患者的痛症问题都大为缓解，患者大赞神奇。

说明：此例就是"少针多刺"的体现，辨证好所病何经后，先平衡最疼痛的病经，待患者的主要痛症缓解后，再透过调整针刺的方向，刺向不同的经脉，以平衡另一条病经。在此例中，就是只扎了两针，但平衡了两条病经，这是更为进阶的治疗思维方式。

22. 尾骶骨痛

Judith F，62 岁女性，尾骶骨痛，诊断为督脉堵塞。以三寸针扎其右侧大肠经的曲池合穴倒马透刺小肠经，针毕患者觉得痛减。

说明：督脉被两条膀胱经所夹，所以治疗督脉痛症的方法，与治疗膀胱经相同，重点是要轻拍引气至督脉的患处。在本例中，以三寸针扎右侧大肠经的曲池合穴倒马透刺小肠经，而针刺手太阳小肠经，可平衡足太阳膀胱经，亦可平衡督脉。

23. 下肢内侧麻木

Mara J，34 岁女性，两个月前驾驶农用机车时翻车，被重达 300 kg 的农用机车压在胸腹部及脚踝上，虽无骨折，但出现右侧下肢内侧麻木、右侧内踝失去知觉、右侧脚跟疼痛等症状。自受伤后每天需服用止痛药，甚至需以吗啡镇痛。作者针刺其左侧肘阳六针，并轻拍其右侧下肢，针毕患者告知右侧下肢内侧的麻木症状已大为改善，右侧内踝也开始有知觉，右

188

侧脚跟的疼痛也有所减缓。经六次治疗后，所有的症状基本消失。

说明：一般而言，若因受伤而失去知觉，通常是属于神经受损的问题。而神经的修复需要较长的时间，以传统针法的治疗而言，治疗的效果通常会较为缓慢，但以使用"王氏脏腑全息针法"治疗的本例而言，还是可以达到显著的疗效。

24. 下肢僵硬

Tracey B，59 岁女性，患者已有 30 年的高胆固醇病史，目前是属于胆固醇高危人群，4 年前有心跳过速的状况，3 年前接受导管消融术治疗，治疗后并未好转，且高胆固醇的状况有加剧现象。

目前下肢十分僵硬，早晨起来难以行动，僵硬疼痛指数 8/10，若坐着的时间超过 5 分钟，起身时就会感到相当僵硬，作者扎其左侧的肘阳六针后，拍打患者的腹股沟与下肢，并让患者起来走动，患者惊讶自己居然可以行动自如。接着让患者躺着休息半小时，治疗结束时，患者告知平日她必须侧卧，无法仰卧，否则背部会感到疼痛。但在今日的治疗中，她居然可以在诊疗床躺上半小时而不感到疼痛，实在太神奇了。两天后患者回诊，告知僵硬程度已大为改善，僵硬疼痛指数降至 2/10。

说明：若患者有脏腑病的病史，再加上有痛症的状况，原则上要三阴经或三阳经同扎，再拍打引气至患处，并要制定一套针对该患者整体复合式的治疗方案。除治疗外，尚需结合食疗、运动、赤脚踩草地等自我保健锻炼之法，才能达到较为长效性的治疗效果。

25. 膝盖痛

Sonia W，52 岁女性，于 6 周前做了右侧人工膝盖关节置换手术，膝盖正中央有一道长长的手术刀疤，两周前因跌倒又伤到右侧膝盖。就诊时拄着两支拐杖，行动相当缓慢，右侧膝盖疼痛指数 8/10，连略抬起脚都感到十分疼痛，已服用强效止痛剂，但效果仍不佳。作者用三寸针扎其左侧大肠经的曲池合穴倒马后，右侧膝痛略为缓解，再加针另一组曲池合穴倒马以加强疗效，让患者躺着休息，以红外线热灯温热其右侧膝盖，留针 40 分钟后，患者高兴地说疼痛大为缓解，疼痛指数不到 2/10。

说明：开过刀的患者，因有刀疤的缘故，极可能会有术后粘连及组织硬结等状况，扎完针后不一定立即有显效，但还是一样要轻拍患处以引气至患处，等待身体气血能量的自行修复。

26. 膝内侧痛

Zachery B，35 岁男性，患者于三年前因打球扭伤右侧膝盖的内侧副韧带，目前仍感疼痛，蹲姿时会感到剧烈疼痛。诊断为右侧足厥阴肝经与足少阴肾经堵塞，选用系统二的别经平衡法，扎患者左侧手阳明大肠经与手少阳三焦经的合穴倒马，并轻拍患处，令患者做蹲姿测试，患者告知疼痛已大为缓解，针毕患者表示这三年来未曾感到如此轻松。

说明：即使是陈年旧伤，若患者平日并未固定服用止痛剂，接受本针法的治疗后，通常还是会有令人满意的治疗效果。但若是患者长期服用止痛剂，由于患者的身体对止痛剂已产生依赖性，自身修复系统的能量就会大为减弱，治疗的效果就会较差。

27. 胫骨痛

Ethan P，16 岁男性，右胫骨内侧痛，诊断为病在右侧足厥阴肝经，选用系统二的别经平衡法，针刺患者左侧手阳明大肠经的曲池合穴倒马，并贴骨进针，既平衡了肝经，也是符合"以骨治骨"的体应原则。

说明：治疗骨关节病、脊椎病、骨刺、退化性关节炎等骨病，要贴骨进针或针尖轻抵骨面，但不可刮伤骨面。在"王氏脏腑全息针法"中，原则上每条经脉都可贴骨进针或扎至接近骨面。更适合贴骨进针的经脉，有大肠经、小肠经、心经、胃经、脾经等经脉上的合穴倒马。

28. 腿胀

承先生，65 岁男性，患有左侧腿胀，诊断为左侧足阳明胃经堵塞。以系统一的同名经平衡法，扎其右侧手阳明大肠经的曲池合穴倒马，针毕患者直呼："这真是太神了，效果这么好不会有问题吧？"作者回答他："想要疗效好，这不正是您来治疗的目的吗？若明白平衡的原理，治疗的效果就应该这么神奇。"

说明：只要辨证正确，且辅以动气针法，或轻拍将气引至患处，治疗

190

一般痛症的效果是立竿见影。

29. 小腿痛

Megan C，35 岁女性，左侧小腿肚已疼痛约 12 年，疼痛指数 6/10，疼痛反复发作，时好时坏，近一个月来左侧小腿肚的疼痛加剧，且为持续性疼痛。诊断为左侧足太阳膀胱经堵塞，扎其右侧肺经的尺泽合穴倒马后，轻拍患者左侧小腿，并请她来回走动，患者惊讶地问："疼痛怎么会消失了呢？"患者两天后回诊表示，在左侧跟腱处还有些疼痛感，疼痛指数约 3/10，不过整体的疗效良好，她感到非常高兴。作者扎其左侧肺经的尺泽合穴倒马后，轻拍患者左侧小腿，并请她来回走动，患者高兴地问："我的疼痛为何消失了呢？"作者开玩笑地说："这是我的魔术，"患者说："我喜欢你的魔术。"

说明：本例是采用系统二的别经（脏腑别通）平衡法，并辅以动气针法，及轻拍将气引至患处，治疗效果立竿见影。该患者虽有 12 年的小腿疼痛史，且疼痛指数高，但治疗效果仍佳。一般而言，只要患者的能量尚佳，无其他脏腑病，且不是长期服用止痛剂的情况下，治疗效果均佳。

该案例是采用系统二的别经（脏腑别通）平衡法，第一次扎右侧肺经的尺泽合穴倒马，第二次则扎左侧肺经的尺泽合穴倒马，扎任一侧都有效果。

30. 脚掌外侧痛

一位女性患者来诊，因前两日参加健行，导致右脚掌的外侧劳损。就诊前痛到流泪，疼痛指数 8/10，诊断为右侧足太阳膀胱经堵塞。采用系统一的同名经平衡法，扎其左侧手太阳小肠经的小海合穴倒马，并请患者来回走动，患者走了几步后，就告知作者说她已经完全感觉不到疼痛。

说明：对于急性痛症而言，即使疼痛指数高，但只要辨证正确，且患者没有肌腱脱落、筋腱裂伤、骨头裂伤等情况，治疗效果均佳。

31. 脚底痛

David G，58 岁男性，因右脚筋痛就诊，有肺癌病史，做过部分肺叶切除，也患有肠疝问题。右脚筋痛的症状，诊断为右侧足太阴脾经堵塞。

在治疗方法上，作者不采用谭针所使用的手足对侧对应扎法，而是选用系统一的同名经平衡法，针刺左侧手太阴肺经的尺泽合穴倒马，贴着尺泽穴旁的大筋进针。选用此平衡法的原因，一方面考虑患处在脾经的循行路线上，另一方面则是可以此"以筋治筋"，针毕其疼痛顿减。

说明：以谭氏平衡针法而言，治疗手部或足部的问题，会采用手足对侧对应扎法。但以"王氏脏腑全息针法"而言，仍是按照"经脉辨证"判断病经之所在，也依然是使用"王氏脏腑全息针法"的合穴倒马针处理，重点是引气至患处。

患者有肺癌病史，且有右脚筋痛，患处在右侧脾经的公孙穴周围。作者采用系统一的同名经平衡法，以肺经作为平衡经脉。且由于是脚筋的问题，将针贴着肺经合穴尺泽穴旁的大筋进针，可达"以筋治筋"的体应相应。

32. 脚踝内侧及脚跟内侧痛

Diswan S，69 岁女性，左侧脚踝内侧及脚跟内侧痛已超过 4 个月，感到持续性的刺痛感，疼痛指数 8/10，无法正常地行走，在家须穿着柔软的拖鞋，走路时才能使疼痛略减。诊断为左侧足太阴脾经与足少阴肾经堵塞，以系统二的别经（脏腑别通）平衡法，扎其右侧手太阳小肠经的小海合穴倒马，与手少阳三焦经的天井合穴倒马，并轻拍其左侧脚踝内侧及脚跟内侧，患者立刻觉得疼痛大为缓解。

说明：系统二的别经（脏腑别通）平衡法，以谭针而言，任一侧皆可扎。但在"王氏脏腑全息针法"中，为了搭配动气针法的使用，一般而言，还是以扎对侧为主，也更符合"左病右治，右病左治"的治疗原则。

33. 脚跟痛

Moya M，61 岁女性，因踩到石块而导致左脚脚跟痛。诊断为左侧足少阴肾经与足太阳膀胱经堵塞，扎其右侧三焦经的天井合穴倒马，与小肠经的小海合穴倒马，再轻拍其左脚跟，疼痛立即得到缓解。

说明：脚跟连到跟腱，而跟腱的内外两侧，分属肾经和膀胱经，虽是一阴一阳，但可采用系统二的别经（脏腑别通）平衡法，以三焦经平衡肾经；而以系统一的同名经平衡法，以小肠经平衡膀胱经。虽然都是扎在同侧手肘的阳经上，但在平衡的运用上，可以采用各自的平衡法，以平衡不同的经脉。

34. 跟腱裂伤（脚筋）

Michelle R，35 岁女性，左脚跟腱裂伤，作者起初用一寸半的针，扎其右侧肘阳六针，效果较为反复，后改用三寸针深扎，针毕患者立刻觉得疼痛缓解许多。

另一位 58 岁女性患者 Karin W，也是左脚跟腱裂伤，在第二次治疗时，作者以四支三寸针在其右侧的小肠经上，扎了两组小海合穴倒马，针毕患者的疼痛立觉顿减。

说明：有些患者的能量较弱，或是有筋裂、骨裂等相对较为严重的问题，则要以三寸针深刺，以调动较为深藏的经气做修复。也可三阴经或三阳经同扎，或在同一条经脉上扎两组合穴倒马，协同治疗以加强疗效。

35. 跟腱痛

Tony R，68 岁男性，就诊时告知左脚跟腱的外侧疼痛，疼痛指数 4/10，诊断为左侧足太阳膀胱经堵塞。作者扎患者右侧的肺经尺泽合穴倒马后，要求患者动一动左侧脚踝，患者立觉疼痛大减。起针之后，虽然患者已不感到疼痛，但当按压左侧小腿时，患者还是感到相当疼痛。作者告知患者其跟腱的问题，是因为小腿肌肉非常紧绷僵硬，而导致跟腱受其持续牵拉所致，所以在平时可通过按压或拉筋伸展，以放松小腿肌肉。

说明：此例是运用系统二的别经（脏腑别通）平衡法，以肺经平衡膀胱经，虽然患者已自觉疼痛消失，但还是必须加以诊察，以确认问题是否已完全解决。在第十篇的第二部分保健功法中，会介绍运用胫骨压小腿，以改善由于小腿气血循环不良而导致的肌肉僵硬，或跟腱紧绷疼痛的问题。有些患者的跟骨痛，也是由于小腿腓肠肌紧绷而牵拉到跟腱，而后跟腱又牵拉到脚跟骨所致，所以重点一定要把小腿的肌肉放松。

36. 风湿性多肌痛症

Doreen C，75 岁女性，就诊时告知被西医诊断为风湿性多肌痛症（Polymyalgia rheumatica），已疼痛 5 个月，觉得身体非常僵硬，移动困难，身体所有的大关节均感疼痛，手也不灵活，右侧较左侧严重，目前肩膀、手指及脚踝均感僵硬不适。她认为病症的起因，是由于先前的法律诉讼案件，而对其造成巨大的精神压力所致，虽然诉讼已结束，但对于目前身体的僵硬状况，感到相当沮丧。作者要求该患者平日需练习放松，在心念上也要学习放下，在饮食上则需避免食用刺激性的油炸食物。

考虑患者的疼痛为全身性问题，先以三寸针扎其左侧大肠经的曲池合穴倒马以透穴，由于大肠经为阳明经，是一条多气多血的经脉，对活络全身气血较有帮助。接着扎其左侧的三焦经与小肠经的合穴倒马，并轻拍其肩膀，患者的肩膀疼痛立即缓解，治疗效果之佳，令她感到十分惊讶。接着又轻拍其脚踝，并请她活动脚踝，脚踝的疼痛也大减，她又再次惊呼。接着轻拍其手腕，并拔伸一下手指，患者的手部也顿感灵活，患者直呼神奇。

说明：此例可具体地展现"王氏脏腑全息针法"的优势，站在平衡调气的高度，针毕引气至患处，气引到何处，就能改善该处气血凝滞不通的症状，可同时治疗多条经脉堵塞不通的问题。以传统针法而言，很难达到如此的效果。

（二）内科杂病与脏腑病医案

"王氏脏腑全息针法"除了可治疗一般痛症外，也可通治脏腑病。原则上，在传统针法可以治疗的疾病范畴内，"王氏脏腑全息针法"也都可以治疗。在这一小节中，会举一些非以痛症为主要症状的治疗医案作为说明。

内科杂病与脏腑病的症状通常较多且较复杂，有时也会伴随着疼痛症状。一般而言，可以采用三阴经或三阳经同扎，轻拍患处以引气至患处，或辅以动气针法，并配合上其他的保健功法配套措施，以期达到最佳的疗效。

在治疗上，原则上以治疗痛症为优先考量，因其较易看到成效，患者有信心后，再进一步缓解其他的症状。

1. 眩晕

Krystal H，34 岁女性，患有眩晕症状已两年，平均每星期发作一次，两星期前发生严重眩晕，需要去看家庭医师，严重时眩晕程度 9/10，已做过 CT 扫描、MRI 扫描、血液检查，结果均显示正常。针刺其右侧膝阴六针后，拍打引气至肩膀及头部，针毕患者感到相当放松，眩晕症状消失。

说明：患者已做过 CT 和 MRI 扫描，及血液检查，结果均显示正常，可排除是由于脑部病变所导致的眩晕。在排除脑部病变的因素后，一般而言，治疗眩晕等头部问题，要考虑到可能是由于患者的肩膀太过紧绷僵硬，而导致气血无法上达头部，可同扎三阴经或三阳经，并在肩膀拍打引气以疏通肩膀经脉。

除了治疗外，也要找出肩膀太过紧绷僵硬的原因，如由于精神压力大、经常熬夜、工作上持续使用肩部肌肉、办公桌或书桌的高度不符合人体工学等，找出病因并提供解决方案，才能彻底根除问题。

Maree S，73 岁女性，就诊时告知这几年有眩晕史，四肢也经常性抽筋，平均 7 天要抽筋两到三次，第一次治疗时扎其右侧肘阳六针。3 天后第二次治疗时，告知自从上次治疗后，就没有再发生抽筋症状，但仍有眩晕症状，针刺其右侧膝阴六针，并轻拍头部以引气上行。7 天后第三次治疗时，告知上星期完全没有抽筋，眩晕现象也有改善。

说明：一般而言，眩晕症大多是由于气血循环不良所致，该患者又有四肢经常性抽筋的症状，这也是气血循环不佳的问题。"王氏脏腑全息针法"对调整气血循环不佳的问题效果良好，扎肘阳六针可平衡全身经脉，阳明经又是多气多血的经脉，有补益气血的功效。

2. 气短

Anges O，67 岁女性，就诊时寻求减肥治疗。该患者有 8 年胃酸上逆的病史，最近 3 个月以来症状加剧，并且有气短及呼吸沉重等症状。同时伴有左脚拇趾痛风一年半的病史，有红肿现象及脚掌难以平放行走等问题。由于牵涉到多个脏腑及多条经脉，扎其右侧膝阴六针，并引气至各患部。

第一次治疗后，患者告知呼吸顺畅许多。第三次来诊时，告知其左脚拇趾的痛风处相当疼痛，诊断为左侧足太阴脾经堵塞，以三寸针扎其右侧小肠经的小海合穴倒马后，疼痛立刻消失。治疗结束后，患者告知感觉呼吸非常顺畅。3 天后第四次来诊时，患者告知其胃酸上逆症状消失，呼吸相当顺畅，左脚拇趾的痛风症状也几乎消失。

说明：患者虽然是来做减肥治疗，但其他的症状比肥胖问题更为严重，所以先由这些相对紧急的症状优先处理。这是一个全身性系统失调的问题，在提升气血能量治疗其他症状的同时，也有助于其整体的气血循环。经脉平衡后，患者的呼吸就顺畅了。

患者左脚拇趾的痛风疼痛，诊断为病在左侧足太阴脾经，采用系统二的别经（脏腑别通）平衡法，扎右侧手太阳小肠经的小海合穴倒马，效果立竿见影。该病例也体现了"王氏脏腑全息针法"的标本同治，可同时处理痛症和脏腑病。

3. 压力

Catherine R，44 岁女性，就诊时无精打采，非常疲累，讲话气若游丝，告知最近因其父亲住进安宁病房，导致她的压力非常大，情绪非常低落，又出现胸痛症状，甚至出现手无法上举的状况。

作者告知她这是由于压力所致，扎其右侧膝阴六针后，轻敲她的胸部膻中穴周围及头部，治疗完后，她觉得非常轻松。3 天后回诊，人看起来精神许多，讲话也较有元气，胸部疼痛也较为缓解，第二次治疗后，患者告知作者，真是太神奇了，她觉得好轻松。

说明：中医理论提到"气行则血行""气滞则血瘀"，该患者由于压力大，导致气滞于胸部的膻中穴，膻中穴是"八会穴"之一，即"气会膻中"。因此，扎其右侧膝阴六针后，轻敲她的胸部，引气至膻中，可改善因气滞所致的胸痛症状。治疗过程中，让患者好好地充分休息睡上一觉，治疗完后，就会觉得非常轻松，压力也会得以疏解。

4. 焦虑症

Sophie T，34 岁女性，患者告知患有焦虑症和抑郁症，最近又跟男友分手，感觉压力很大，就诊时脸部双颊发红，针刺其右侧膝阴六针，针毕患者觉得身心非常放松，且脸部发红退去，作者要她去镜子前照一下，她也觉得很惊讶。

说明：脸部的毛细血管丰富，所以也容易呈现身体的生理或病理状况，中医提到"藏象学说"，即脏腑中有病，会在外在有所呈现。该患者当压力一大时，脸部就很红，此为虚热或浮阳外越的表现，"王氏脏腑全息针法"透过平衡经脉而调畅气血能量，可引气归元而使虚热退散，压力焦虑与燥热会大为减轻，脸部的潮红也会退散。

5. 口疮

Heni S，41 岁女性，一个月前发生车祸，导致其颈椎第三节到第七节骨折，需戴护颈，有颈神经压迫、失眠、流鼻水、干咳、左肾痛、已便秘7 天加口疮、非常疲累等症状。针刺其右侧膝阴六针，治疗一次后，精神较好，流鼻水及干咳症状消失，已有一次小量大便。治疗第二次后，精神更佳，一天大便两次，口疮消失，患者自觉神奇。

说明：患者遭遇车祸而伤筋动骨，气血循环不佳，也伴随着诸多症状，再加上已便秘7 天，身体会累积许多毒素而导致口疮，使用"王氏脏腑全息针法"，提升气血能量后，大便能够通畅，毒素有排放的通道，口疮自然会消失。

6. 花粉症

廖先生，54 岁男性，来诊时是因为意外受伤而伤到小腿，经数次治疗后腿伤已经痊愈。患者又告知作者，他患有花粉症已超过 10 年，近 4 年来加剧，在新西兰的 10—11 月，是花粉症的发病季节，他会有眼睛痒、过敏流鼻涕、打喷嚏等症状，且经常打喷嚏而导致流鼻血。作者以肘阳六针左右侧交替持续治疗十余次，在接受治疗的期间，正好是 10—11 月，患者告知此次花粉症的症状均非常轻微。

说明：花粉症在新西兰是常见的病症，一般的治疗思路，可以用"培土生金法"，以强健脾胃功能为主。本案例中，借由肘阳六针以提升脏腑能量，肘阳六针包括手阳明大肠经，大肠经的合穴曲池穴的五行属土，而大肠经的五行属金，因此曲池穴是金中之土。五行相生关系中，土能生金，而肺经和大肠经相表里，且五行同属金。因此，曲池穴能补益大肠经及肺经，有助于肺系统的宣发肃降功能。在中医理论提及，肺开窍于鼻，肺系统的宣发肃降功能正常后，鼻病也会得到改善。且阳明经为多气多血的经脉，针刺阳明经有助于提升脏腑气血能量，脏腑能量提升且经脉得到疏通后，花粉症的症状自然可以得到缓解。

7. 下眼皮抽搐

Jan R，72 岁女性，右下眼皮严重抽搐，一天至少会抽搐 30 次，严重影响其日常生活，诊断为右侧足阳明胃经堵塞，但因为牵涉到眼睛周围，作者扎其左侧的膝阴六针，并轻敲患者右侧眼眶及右脸颊的胃经区域。在治疗过程中，右下眼皮停止抽搐，隔 3 天回诊时，患者高兴地告知作者，右下眼皮的抽搐状况已经大为改善，大概好转了 3/4。

说明：抽搐症状一般与局部气血虚弱及经脉堵塞有关，就如同小腿抽筋一样，所以在治疗上，要以三阴经或三阳经同扎，提升气血能量，并要轻拍或轻敲局部，以引气至患处，方能达到显效。

8. 下唇震颤

Siva M，28 岁男性，下唇右侧震颤已一年，由先前的恐慌症诱发，西医诊断为神经失调，为 24 小时持续性的震颤。诊断为右侧足厥阴肝经堵塞，扎其左侧肝经的曲泉合穴倒马，针毕患者自觉好了 60%。

说明：《黄帝内经·灵枢·经脉》云"肝足厥阴之脉……其支者，从目系下颊里，环唇内"，此即说明足厥阴肝经的循行路线，会经过嘴唇。"经脉所过，主治所及"，在经脉经过的路线上所产生的疾病，都可以视为该经脉的病变。因此，诊断为右侧足厥阴肝经堵塞，扎其左侧肝经的曲泉合穴倒马，此为本经自治的平衡法。此例亦说明必须熟悉经脉的循行路线，才能做到"精准辨证"。

9. 语言失调

Cameron C，23 岁男性，一年半前曾因认知障碍，进入精神病院治疗，长期注射打针及吃药，造成他的部分记忆退失，就诊时有语言失调的障碍，说话时较缓慢，有时会不知道要用什么适合的词句表达，且说话时喉咙有不舒适的堵塞感，这种症状已经持续了 3 个月，患者另有全身疼痛感，及自觉其脚部存在着一种空洞感，似乎未能与身体有所联结。

作者以右侧膝阴六针治疗，并先轻敲患者的喉咙，接着轻敲患者的头部，告知患者若敲到何处有疼痛感要告知，当敲到语言功能区时，患者表示有感觉传感到他的喉咙，针毕他的喉咙不舒适感已消失，身体也较为放松，且开始感受到脚的存在，此外也感觉找回儿提时代的一些记忆及自信感。

3 天后回诊时，告知作者他的脚部感觉渐渐恢复，语言的表达也有所改善，专注力也较为提高。

说明：以此例而言，是以"王氏脏腑全息针法"结合头部语言功能区的概念，进行轻拍或轻敲引气，这种结合脑部功能区的轻拍引气，虽不是属于经脉平衡的思路，但作者认为也值得深入研究，冀能对一些功能性障碍或心理障碍的患者有所助益。

10. 失眠

Mark H，55 岁男性，患有失眠症已经有 7 年的病史，7 年前发生车祸之后，就开始产生失眠的状况，每天睡到清晨三四点时，就会自然清醒，长期服用小剂量的安眠药。患者就诊时，告知除了失眠之外，并无其他症状。

作者告知该患者，他的失眠状况牵涉到心理和生理两方面，他的身体已经长期习惯于这种时间到了就要清醒的模式，所以要借由生理去调整心理，以他的情形而言，需要加强自我锻炼的部分。作者要求该患者每日要拍打腹部及做平甩功（甩手功），做平甩功的时候，要保持微笑及愉快的心情，并且要用麦袋热敷肩膀，其作用在加强肩膀及头部的血液循环。

此外，在睡觉之前要泡脚，可以引气下行，让气血能量不要凝滞在脑部，泡脚后要做瑜伽的劈腿拉筋，其目的也是在于引气下行。在此整体性的治疗方案中，自我的锻炼占了主轴的部分，以针法治疗只是作为辅助的部分。作者以膝阴六针左右侧交替治疗，并轻敲其头部及肩颈，引气至这些部位。患者回诊时，告知睡眠时间已较长，即使醒来也较容易再入睡。

说明：慢性病的产生，"冰冻三尺，非一日之寒"，是患者长期以着错误的方式使用身体所导致。想要有所改善，患者必须在身心方面，都要做好调整的准备。而医者也要拟定一套整体复合式的治疗方案，除了治疗之外，也应包括对其饮食与生活形态的调整，并搭配保健功法的锻炼，才会有良好的效果。

11. 便秘（1）

Joanna M，60 岁女性，便秘已有一段时间，最近平均一周仅有一次大便。扎其右侧膝阴六针，并要求患者要多吃香蕉、改吃糙米及按摩肚脐，两天后来电感谢，告知已可顺利大便，排便量竟然占了马桶一半的空间，她非常满意治疗的效果。

说明：治疗有长期便秘的患者，除扎针外，尚需结合食疗与自我锻炼，才会有较理想的效果。从此案例中，可知扎针治疗，只是治疗的一部分，重点是要找出病因，设计出适合该患者的整体复合式的治疗方案，才能得到最佳的效果。

12. 便秘（2）

Lavinia M，77 岁女性，原先因想减肥就诊，在诊察过程中，发现患者的下腹部肠道堆满燥屎，有许多凹凸不平的感觉。患者告知目前平均 5～6 天才上一次大号，这种便秘现象已持续 4 年，先前做大肠镜诊察时，医生告知她，她患有大肠憩室症，即肠道的消化道壁有许多囊袋，粪便容易卡在其中。

作者告知该患者，保持排便的通畅，比减肥更应作为治疗上的优先考量。作者首先以右侧膝阴六针治疗，再辅以在其腹部刮痧拔罐。第二次治疗时，患者提及她也患有左臀坐骨神经痛，疼痛已超过半年，作者针刺其右侧肘阳六针，并拍打引气至左臀及腹部。在第四次治疗时，患者告知其左臀坐骨神经痛已消失，且现在每隔两天就上一次大号，对疗效非常满意。在第五次治疗时，患者告知现在每天都可以上一次大号，极为惊讶治疗效果之佳。作者要求其继续以麦袋热敷下腹，与拍打下腹部丹田处以巩固疗效。

说明：本针法除了可迅速缓解疼痛外，在提升脏腑能量上，也颇具良效。本例患者患有四年的严重便秘，在治疗三次后，就见到了显效。对于较为严重及长期的病症，可视其情况而辅以刮痧拔罐，并令患者时常以麦袋热敷腹部，并按摩拍打腹部，以加强疗效。

13. 夜间频尿

Collen S，75 岁女性，因头痛及肩颈痛就诊，扎其右侧膝阴六针，在第五次治疗时，患者告知其头痛及肩颈痛已消失。此外，患者告知之前并未提及亦有夜间频尿的症状，该症状已持续超过半年，夜间每 2 小时就需要上一次厕所，但在治疗后，夜间频尿的症状也同时得到改善，现在已经可以一觉睡到天亮了。

说明：本针法是站在平衡调气的高度，以平衡全身经脉及脏腑能量，可异病同治，同时调理痛症及脏腑功能失调的问题。

14. 耳鸣

Dianne W，62 岁女性，因耳鸣症状就诊，告知 6 年前左耳听力渐渐丧失，需佩戴助听器，4 年前左耳开始出现耳鸣症状。近 3 个月以来，不间断的耳鸣现象加剧，耳鸣指数 6/10，严重影响睡眠，并诱发她的焦虑症。诊断为左侧手少阳三焦经、足少阳胆经、手太阳小肠经堵塞。因患者的体型较大，以三寸针针刺其右侧小肠经的小海合穴倒马，与三焦经的天井合穴倒马，并在其左侧肩膀及左侧太阳穴处略为刮痧，针毕耳鸣减少，经五次治疗后，耳鸣症状基本消失。告知患者需避免压力所造成的肩膀紧绷，否则容易会使耳鸣症状复发。

说明：一般的头面问题，如花粉症、耳鸣等问题，除脏腑能量低弱或经脉堵塞外，与肩膀的紧绷僵硬也有很大的关系，肩膀紧绷僵硬则气血不易上达头面，就容易导致头面的种种病症。因此，疏通肩膀的气血极为重要，可要求患者在肩膀热敷，或锻炼平甩功等功法，以加强治疗疗效。

15. 潮热

Susan T，71 岁女性，每日两三次的面部潮热，夜间的情况较为严重，潮热症状已有十年。扎其右侧膝阴六针，经四次治疗后，潮热症状基本消失。

说明：只要患者的正气不虚，且未长期服药，即使是慢性病，以本针法施治后，依然可取得良好的疗效。但还是要为患者规划设计整体复合式的治疗方案，以本案例而言，需建议患者要赤脚走草地、拍打丹田，以引气下行。

二、使用王氏脏腑全息针法须知

（1）对于手部及足部的局部痛症治疗，谭针是采用手足对侧对应扎法。但以"王氏脏腑全息针法"而言，仍是按照"经脉辨证"判断病经之所在，也依然是使用"王氏脏腑全息针法"的合穴倒马针处理，重点是引气至患处。如右脚的跟骨痛，诊断为右侧的足太阳膀胱经、足少阴肾经堵塞，可用左侧小肠经的小海合穴倒马平衡膀胱经，和三焦经的天井合穴倒马平衡肾经，效果也是立竿见影，不一定只能采用手足对侧对应扎法。

（2）单纯局部的扭挫伤，无关脏腑者，可扎单经或相应的经脉平衡，不用三阴经或三阳经同扎。但如果是牵涉到全身功能性问题，如高血压、花粉症等，则应三阴经或三阳经同扎，以肘阳六针或肘阴六针或膝阳六针或膝阴六针，择任一组合皆可调理平衡。

（3）原则上传统针法能治疗的疾病，也都在"王氏脏腑全息针法"

的治疗范畴内。以后天性疾病的治疗效果较佳，但某些特殊病种，则不在治疗范围内，如睑腺炎、长疣等。

（4）结构性改变者，如关节已经病变而肿大变形，治疗的效果较差。若是患者长期服用西药，由于患者的身体对西药已产生依赖性，自我修复的功能较差，所以治疗效果也可能会较差。

（5）患者一定要做家庭作业，即患者的自我保健锻炼功法。如平甩功、拍打肘膝及丹田、用胫骨压小腿、吐纳调息……有关患者的家庭作业，在第十篇的第二部分保健功法中，会有较深入的说明。

（6）患者接受治疗时，要求一定要尽量放松，在治疗过程中若能放松入眠，则治疗的效果最好，气血才能较有效地到达患处，以进行能量的修复。如果患者难以在治疗过程中入眠，至少要保持放松，并做呼吸吐纳。在治疗时，需建议患者不要使用手机或阅读书报，身体的能量才不会集中在头部，除非是患者必须要看手机或阅读才能放松。

（7）针刺足三阴经时，进针宜缓，以免针刺的刺激量过大，而导致起针后患者会因小腿疼痛，而出现短暂不良于行的情况。若针刺的刺激量较大，而造成局部过于疼痛，可略为按摩对侧膝下及小腿处，以引气平衡。若针刺在肘部的刺激量过大，患者反应针后肘部疼痛，也可按摩对侧肘部，其理亦同。

（8）治疗时，要结合董氏针法的动气针法，如以肘阳六针治疗肩颈，针毕要患者活动肩颈，以引气至患处；医者亦可轻拍患处，以引气至该部位，对堵塞处的气血能量进行修复。

（9）扎针是调动患者自身的能量来为其修复，若患者的能量特别低弱，脉沉弱且面色萎黄无光泽，可搭配中药调理，以缩短其疗程。

（10）在确认诊断及操作均无误的前提下，若治疗效果不佳者，要调整针刺的位置、角度、深度，可朝骨缝边深扎，以达最佳的治疗效果。

（11）在针毕缓解患者的疼痛后，若要改变患者的体位，如要让他们躺着或趴着，可将针提至皮下，待患者躺好或趴好后，再将针扎入，这样可避免因患者改变体位，而使针受到牵拉，令患者感到疼痛不适。

（12）若在使用"王氏通气破结针法"时，发现患者的筋结或气结处非常黏滞，这是提示了经脉堵塞已久，预后较为不良，治疗的疗程会较长，需要求患者确实搭配保健功法的锻炼。

（13）若患者需进行一周超过三次的密集式扎针治疗，则需在肘阳六针、肘阴六针、膝阳六针、膝阴六针这几种组合中轮流选用，不能总是固定扎在一处，需要让局部的气血能量能适当地恢复。

（14）"王氏脏腑全息针法"不采用放血疗法，但可适度地结合刮痧与拔罐疗法的使用。

（15）有些患者的问题，是牵涉到饮食、生活形态与心理等状况，这些病因问题要先解决，才能得到有效的根治。这个部分在第十篇养生之道与保健功法中，会再加以深入的说明。

（16）在诊断时要结合望、闻、问、切四诊合参，如果怀疑患者可能有潜在的内脏隐患，如面色呈现不正常的暗黑无光泽。在确认诊断及操作方法均无误的前提下，若对该患者已做了三次治疗后，均无任何改善，则要请患者去做身体检查，可能有脏腑器官病变的潜在问题。

（17）针刺部位的选择，要考虑到患者的实际状况，如患者有左侧卒中，又有两侧下肢水肿等症状，则需扎在右上肢，应避免扎在患部。

（18）少数患者对针刺的反应较差，任何针法的治疗效果均不显著，这是属于个人体质的问题，在临床上也有少数患者是属于这种类型。

（19）疼痛的症状只是疾病的外在表现之一，作者经常告诉患者，作者不仅是在治疗患者的该疼痛症状，而是在治疗其疾病史。如何检视患者的痛症已被治愈，可借由以下三种标准而做出判断。若患者完全符合以下三个条件，则代表已经复原，可以结束治疗。

A. 患者自觉疼痛感消失。

B. 医者以正常的力道按压患者的患处时，患者不感到特别疼痛。

C. 可在患处刮痧拔罐确认，刮痧拔罐后的颜色，未出现暗红色或紫黑色的痧点或团块。

（20）某些患者的体质较为敏感或容易紧张，不管是接受什么针法治疗，都容易晕针。若患者发生晕针的情况，需迅速将所有的针出针，让患者平躺，喝温水或人参水补气。若患者已晕厥，需立刻以指甲掐其人中穴使其苏醒。对该类型的患者而言，须采用仰躺的扎针体位，以避免晕针。

（21）要同时改善影响疗效的因素，如有些患者患有腰痛，若其腹部过大，腹部的重量会持续地牵拉其腰背部，自然会引起腰痛，如果不减轻体重，疗效自然也是不佳。同样地，过于肥胖者的任何疼痛或症状，可能都与其肥胖因素有关，所以也必须要求该患者减肥。

（22）虽然"王氏脏腑全息针法"的安全系数高，但对于孕妇还是必须慎用，治疗时手法宜轻，禁止使用强刺激手法。此外，患者若是太过虚弱，或在饱餐、饮酒后的情况下，皆不宜扎针。

（23）需使用一次性真空杀菌的针具。扎针时，不可将整个针体扎入肌肉中，至少要留 1/3 长度的针体在体表外。

第十篇

养生之道与保健功法

养生保健的理论及方法很多，各家各有所长，在本篇中只是提出一些作者认为较为重要的观念。此外，也与读者分享作者平日嘱咐患者所需锻炼的保健功法。这些保健功法，可配合上"王氏脏腑全息针法"的治疗，作为整体复合式的治疗方案及配套措施，对疾病的疗愈，可产生更加理想的效果。

俗话说："三分治，七分养"，所强调的就是养生的重要性，有病看医生，平日靠保养，若能重视养生之法，强化自身免疫力，不但可"预防胜于治疗"，即使生病也较易康复。

在诸多养生观念及保健功法当中，重点是要能实践，否则都只会沦为理论上的空谈。在现今忙碌的生活步调中，空暇时间相当有限，读者可以选择几项自己觉得可以做、愿意做也做得来的功法，每天拨出时间，坚持做自我锻炼，坚持不懈自会看到成效。

《黄帝内经·素问·上古天真论》云："上古之人，其知道者，法于阴阳，和于术数，食饮有节，起居有常，不妄作劳，故能形与神俱，而尽终其天年，度百岁乃去。今时之人不然也，以酒为浆，以妄为常，醉以入房，以欲竭其精，以耗散其真，不知持满，不时御神，务快其心，逆于生乐，起居无节，故半百而衰也。"

这一段话说的是，古代体悟大道之人，能够顺应天地阴阳自然的变化，并透过养生术数以调和身心，如气功、导引、自我推拿、针灸、食疗等养生术数之法。在饮食上能有所节制，生活作息有正常的规律，且劳逸与房事均能适度，所以身体与精神的状态俱佳，得以安养天年，超过百岁才离开人世。而现在的人就不是如此，饮酒无度且生活颠倒错乱，甚至醉酒行房，使得肾精枯竭，真气耗散，又不知如何修炼精气神，只求一时的快意，起居作息毫无规律节制，违背养生之道，所以到了五十岁就已经垂垂老矣。

《黄帝内经》的这段话颇值得我们深思，若能体悟与遵循自然之道的生活，就能够长寿以尽其天年；若只求一时的快意，在各方面耗尽精气神，就会导致百病丛生，且容易早衰。

在《黄帝内经》中所提示教导的养生观点，就是"法于阴阳，和于术数"，这是养生保健的最高指导原则，即顺应自然界的变化规律，以符合阴阳和谐之道的养生之法，过着规律的起居生活。

如随着四季的变化而适当地加减衣被，或调整起床与就寝的时间。并顺应自然与寒暑交替的阴阳变化规律，采取相应的养生保健方法，以进行调养锻炼，如合理饮食、规律生活、适量运动、戒烟限酒、劳逸适度、适当休息等。阴阳和谐是养生的根本之道，注重精气神的调养，方能"治未病"。人会生病即是不遵循养生之道，过度使用与滥用自己的身体所致。

在本篇中的重点，即强调要如何在平日做好养生保健，增强自体免疫力，而这些方式，也是作者时常建议患者锻炼的回家作业。

作者经常告诉患者，治疗是患者与医者之间的合作过程，医者扮演好自己专业的角色，但患者也要用心尽到自己的责任，如此才能达到理想的疗效。患者需遵循医嘱，包括锻炼保健功法、调整饮食习惯及生活态度，做好身心的调理，气血能量才能增强。自身的气血能量增强后，再配合上针药的调理，当然疗效就会大为提升。医者只是帮助者，扎针是透过经脉的调理，将患者的自身能量做到相对程度的提升，亦即借由患者自身的能量来疗愈其疾病。

对于一些慢性病的患者，坚持自我保健及持续地进行锻炼是复原的关键，针法的治疗，只能当作是辅助的部分。唯有患者愿意调整自己的观念、生活态度，及花时间进行锻炼保健，身体才能得到调整而自愈，医者的治疗，只是在帮助及加速这个过程而已。

真正的医者，应不仅是在治"病"，而是在治"病人"，重要的是疗愈患病的这个"人"。因此，整体性的治疗才是根本之道。而在整体性的治疗上，就牵涉到"身、心"整体的调整，然而在现今的医疗系统中，仅较着重在"身"的部分，且治疗的方法，大部分就是给患者吃药，而不是为患者制定整体复合式的治疗方案。

以下，就针对作者平日给患者自我保健与锻炼功法的建议，提供给读者作为参考，这些方法不但适用于患者，也适合所有想要强化自身免疫力的读者。

一、养生之道

（一）饮食习惯的调整

英文有句话说："You are what you eat"，中文译为"人如其食"，若译为白话就是"你吃什么，你就是什么"。健康是吃出来的，身体不会说谎，会如实地呈现原貌。你今天给你的身体吃什么样的食物，你就会得到什么样的健康状况。

《黄帝内经·素问·上古天真论》提及健康的其中一项基本条件，就是"食饮有节"。在饮食上要能有所"节制"，不可失去"节度"，有些人喜欢吃油炸物，吃完后口干舌燥，再配上大杯冷饮，虽然一时会感到相当舒畅，但这种饮食习惯，却也会埋下日后罹患癌症或其他重大疾病的祸根。

以下是作者经常建议患者，在饮食上的三大调整，提供给读者做参考。

1. 改用素食三个月，不吃三白

对于许多脏腑病的问题，作者通常会要求患者食用素食 3 个月，或至少要尽量少吃肉，并改吃糙米，不吃"三白"，"三白"即白糖、白米、白面条。借由调整饮食习惯，让大量的植物纤维清理肠道，不但能减轻身体负担，也可以清理宿便。

2. 不吃或少吃冰品、少喝冷饮

现代人的身体状况，普遍存在着寒湿的问题，这可以说是一种文明病。其主因是吃了太多冷饮。大街小巷随处可见泡沫红茶店、手摇饮料店，每天喝下这些冷饮的结果，就是在戕害身体的阳气。此外，现代人的家中或办公室，普遍都有安装空调冷气，每天吹冷气的结果，也是造成身体的阳气能量受损。

《黄帝内经·素问·生气通天论》提道："阳气者，若天与日，失其所则折寿而不彰。"这一段话说的是，阳气正如同天上的太阳，对大地有着护卫及温煦的功用，若失去太阳，则大地将成一片阴寒之象。而人体内若失去阳气的护卫及温煦，则会影响到脏腑功能而折损寿命。

当代名老中医李可先生曾提及，在他的患者中，罹患阳虚寒湿证的人十之有八九，而阴虚火热证的人则百不见一二。可见在现代的生活形态及饮食习惯下，会严重戕害身体的阳气，导致现代人的体内普遍存在着阳虚与寒湿的问题。每喝一杯冷饮下肚，身体就要调度多少的阳气能量去暖胃，在长期耗损阳气的能量下，寒湿就会积累在体内，而造成各种怪病，甚至会导致罹患癌症，折损寿命。

此外，冷饮中的白糖，对身体的健康也是有着极大的伤害。若真的无法不吃冷饮，至少要尽量少吃冷饮，若是不从根本性的病因问题解决，针灸或服用中药都只是治标而不治本。

曾有一位 30 岁的女性患者就诊时，自诉已罹患抑郁症 15 年，已看过不少心理医生及专科医生，然均无效果。该患者就诊时，脸色偏白，脉沉弱。问诊时，作者询问她当天气变为阴冷时，抑郁症是否加剧，患者告知其抑郁症不受季节或天候的影响。作者又询问其家庭关系如何，回答家庭关系良好。最后问其是否喜欢吃冷饮，回答非常喜欢。

作者告知她，这就是问题所在。肠胃就像是一个炒菜锅，而身体的阳气就如同炉灶的火一般，即使是在锅子中放了许多有营养的食物，但若是炉灶的火很小，就无法煮熟锅中的食物，也就意味着无法提供身体所需要的能量和养分。

原本炉灶的火已经很小，若再加上常吃冷饮，更是雪上加霜，会造成一片阴霾之象，也难怪会产生抑郁症。作者问她15年来，你看了这么多的心理医生、专科医生，他们有询问过你的饮食状况吗？她说没有，医生专家只给她开具各种抗抑郁症的西药。

作者嘱咐该患者不可再吃冷饮，并要常用麦袋温热腹部，可经常喝些热红糖姜汤，再搭配服用温热中下焦的中药，经过五次的治疗后，她的抑郁症就痊愈了。

从此案例的说明，应该可以打破一般人认为中医的治疗疗效会比西医缓慢的观念。西医的专家治了15年，让患者吃了15年抗抑郁症的西药，然而其抑郁症并没有得到改善，而作者只治疗五次，就治好了该患者的抑郁症。作者并非要说明作者的医术有多高明，只是在强调唯有找出病因，且阴阳辨证必须正确，才能产生良好的疗效。

此一案例即说明了探求病因的重要性，不是一听到患者有抑郁症，就马上思考哪个方剂可以治疗抑郁症，若不探求病因，则可能会造成误治。在本案例中，患者的病因，是因其喜欢吃冷饮，而造成阳气的虚衰所致。因此，若不禁止其吃冷饮，疾病也不可能得到根治。

因此，中医在治疗抑郁症上，不必然都需使用"逍遥散"或"加味逍遥散"等疏肝理气的方剂。若是因阳气不足所导致的抑郁症，则必须使用温阳药来扶阳，如四逆汤加平胃散之类的方剂。学中医最怕用西医的思维来治病，一遇到抑郁症患者，就只会想到要用"逍遥散"或"加味逍遥散"，但若不先辨识阴阳，治疗的效果可能会很有限。这是因为在治疗患者时，缺乏阴阳辨证与整体思维的观念，对患者的病因及体质的认识不足所致。此案例是由于长期吃冷饮，所导致的阳气虚衰，所以要采取

"寒者热之""以阳治阴"的治疗原则，而不是惑于"抑郁症"的病名，而开立出错误的处方。

3. 不吃或少吃油炸食物等垃圾食品、甜食

油炸食物等垃圾食品、甜食可说是许多人的最爱，但却也是健康的杀手。想要得到健康，就必须要"忌口"。这些食品偶尔吃一下还无妨，但若是经常食用这类的食品，不断地戕害自己的健康与免疫力，将来必定要付出惨痛的代价。

有一位中年男性患者，因感到眼球有灼热感就诊，作者诊断该患者因工作压力而导致肝气郁滞，郁久化火，虚火上炎而导致眼睛灼热。中医理论提及"肝开窍于目"，所以作者开立"加味逍遥散"加"复元活血汤"，患者服用后，如厕大号多次，眼球灼热感消失。该方剂中未用到一味眼科用药，但效果极佳，这是在阴阳辨证后所开立的处方，不是单纯考虑到眼睛的问题。此即作者经常对患者所说的，"中医是治你这个人，而不仅是在治你这个病"。

作者嘱咐他不可吃葱蒜、不可喝酒，也不可吃刺激性的食物及油炸物。结果该患者在 20 天后又来就诊，这次的症状是另一个眼球感到灼热，作者问他有没有吃油炸物，他说昨天吃了烤鸡，作者告知他鸡肉的属性为偏热性，油炸后会更加燥热，火性上炎，而引发他眼球灼热的症状。因此，治疗后务必要忌口，否则还会复发。

若是体质偏燥热的人，尤其不能吃油炸物，一吃就会上火。有些人是属于"上热下寒"的体质，这种体质的人，一吃燥热食物、油炸物、黑胡椒、麻油等食物，很容易就会产生口干舌燥、喉咙痛等上火症状。上火后就会想喝冷饮，喝了冷饮后又会造成腹部不适，这是因其体质原本就下焦虚寒之故，喝了冷饮后，虽然会使上焦的燥热略减，但冷饮的寒凉之性会伤到脾胃。所以根本之道，是不要吃油炸物及容易会导致上火的食物。

（二）生活方式及心态的调整

1. 规律的生活

前文已提及《黄帝内经·素问·上古天真论》云："其知道者，法于阴阳，和于术数，食饮有节，起居有常，不妄作劳"，能够顺应天地阴阳自然的变化，以各种养生方法调和身心，并且要有规律的饮食与生活作息，不太过劳累，身心才能得到安顿。

"起居有常"即符合阴阳之道，晚上属阴，是属于阳要入阴的时段，但如果熬夜不睡觉，阳气入不了阴，自然就得不到修复，久而久之身体就会出问题。

就如同万物生长的道理一样，古人云："瑞雪兆丰年"，冬天若能下大雪，大地的阳气及生机，就会被封藏深埋在土中休养蓄积，一些病虫害也都会被消灭，则预示着来年农作物的收成会很好。但若是该年的冬天是暖冬，则代表阳气外泄，不能得到封藏，病虫害也没有被消灭，自然来年的阳气不足，不但会造成农作物生长不佳，也会产生许多病虫害的问题。同理，夜间是阳气要被封藏的时段，若阳气不能得到封藏，还在不断地往外泄，久而久之，身体自然会阳气虚衰而多疾病。

此外，许多人有吃宵夜的习惯，这是由于习惯于夜生活的生活形态之故。不但不能"起居有常"，也没有"食饮有节"，这也会导致罹患肝癌和大肠癌的风险增高。其实这存在着因果连带关系，熬夜不但伤肝，且熬夜时也会肚子饿，就需要吃宵夜，胃中有食物，不但胃要工作，肝脏也要工作，因为需要分泌胆汁以帮助消化，长此以往，自然肝胃都会受损。

在晚上九到十一点的亥时，人体经脉走的是三焦经，三焦包括上焦、中焦和下焦，是六腑中最大的腑，包含胸腔及腹腔，是气血津液运行至五脏六腑的途径。三焦若能通畅，体内水液及气机的运行，则能畅顺无阻；反之，便会导致气化功能失调与水道不通，而影响各个脏腑间的调节功能，可能会导致脏腑的病变。

由于三焦经可通达脏腑百脉，所以如果能在亥时睡眠，脏腑百脉就可得到休养生息，对身体及美容十分有益，所以在这个时间段若能就寝，就是在睡"美容觉"。对于现代人而言，不太可能在晚上九点之前即可就寝，但最好在十一点前就能休息，若超过晚上十一点还不睡觉，则不利于脏腑功能及面部美容，就算做美容手术，也是治标而不治本。

在晚上十一点到凌晨一点的子时，人体经脉走的是胆经，若在此时不睡觉，胆就无法休息，胆经需要在深层睡眠下，才能有效地进行代谢。但若在胆经的时辰不睡觉，毒素就无法有效地被排除，所以胆经毒素的堵塞堆积，也是现代人常见的问题。而在凌晨一点到凌晨三点的丑时，人体经脉走的是肝经，若在此时不睡觉，肝就无法休息。当然，对身体的损害就更加严重了，等于是在透支寿命。这就是《黄帝内经》所说的："逆于生乐，起居无节，故半百而衰也。"

新西兰人的生活相对单纯，大部分的商店在下午五点之后就已关门，许多人在晚上八九点时就寝，此即"起居有常"的生活。读者即使无法这么早就能休息，最好在晚上十一点之前就要休息。过度地透支身体，都是在耗掉肾精与真气，是补不回来的。

2. 保持身心的愉悦平和

现代人由于生活步调快，且又承受着各种生活的压力，诸如经济、房贷、家庭关系、考试等，而产生各种焦虑、压力、躁郁等心理问题。而累积的心理问题，也会导致各种身心失调的疾病。

有一位83岁的老太太来治疗失眠，她说自从她今年退休之后，就开始失眠，而且也有夜间频尿的状况，每2小时就需要起来上一次厕所，作者诊察了老太太的脉象，左右手都是弦数脉。老太太告知作者，她在退休前是公司主管，生活步调非常忙碌，而且在睡前都会观看益智性的猜谜节目。作者半开玩笑地告知老太太，也许她再去找一个工作做，失眠症状就会不药而愈。

作者向老太太分析她的状况，由于她长期担任主管的工作，使她的头脑相当忙碌，退休后身心一时间尚未适应，所以要慢慢学习适应及享受退休生活。此外，睡觉前是属于阳要入阴的阶段，不宜观看益智性的猜谜节目，会导致脑波过于亢奋而无法入眠，可以听一些轻柔音乐，为休息做准备。她的脉象弦数与她的年纪并不太符合，这也是代表身体紧张，阳气无法内敛的状况，建议她要学习放松并享受慢生活，失眠症状自然会有所改善，这是一个心理影响生理的例子，也是属于情志病。

作者也建议她在晚餐后不要喝茶饮，再加上拍打丹田，以强化下腹部的血液循环，可改善夜间频尿的状况。此外，也建议其以赤脚走草地及睡前泡脚等方式引气下行，以改善失眠症状。在治疗上，作者除了扎针治疗外，也要她服用加味逍遥散方剂，7 天后回诊，告知作者，她已经能连续睡上 3.5～4 小时，而不用起来上厕所。

另外一位中年女性患者，在治疗腰痛后仍感疼痛，作者询问其饮食与生活起居，患者表示一切如常，也无搬重物或房事等情事，但平常会不自觉地收缩腰背肌以做自我保护，这是由于下意识的心理压力所致。

因此，作者要该患者平常提早上班，以免由于赶时间而加剧精神紧张。此外，每天也要空出时间练习太极气功，且要配合呼吸吐纳，并保持微笑，使身心均能放松，平日也要培养休闲兴趣以怡情养性。这个例子即在说明"心理影响生理""治病必求其本"，患者若是平日容易紧张且经常绷紧肌肉，就要教导其如何放松与放下。

平日的生活中，尽量让内心保持平和，但也要能适时且适度地释放压力，才有益于身心健康。有些患者在扎完针之后，眼泪就会不自觉地流出来，这并不是因为扎针扎得痛，而是由于压力情绪得以释放的缘故。作者会告知患者，能哭出来是好事，才不会将情绪压抑在内心，而导致更多身心失调的问题。

当人的情绪过度激动或过度压抑时，就会伤到脏腑。即中医所说的："怒伤肝，喜伤心，忧思伤脾，悲伤肺，恐伤肾"。情绪对健康的影响甚大，所有的负面情绪，如委屈、伤心、压力等全都累积在身体里，日积月累下，可能一个小感冒就会成为"压倒骆驼的最后一根稻草"，而诱发重症。

有一人曾身患重病，在经历濒死的过程后，他开始认真思考自己的人生意义，最后他总结了两条生活守则。守则一，别为芝麻小事耗力气；守则二，所有的事情都是芝麻小事。这是在历经生死大关之后才有的澈悟，无须为了满足各种物欲，在生活中拼个你死我活，而耗尽生命能量。若能看淡凡情，物欲自然降低，也不会为了外在的人事物境，而影响自己的情绪，这才是真正懂得养生的人。

二、保健功法

很多人会花钱买豪车、豪宅、高档家具或是收藏品，对豪车、收藏品等物品极为珍视，稍有损伤就感到心痛无比。对于爱车的保养上，除了在平日会加最洁净的汽油及柴油外，一到保养的里程数，就会让爱车进场做大保养。

反观对上天及父母所赐予的宝贵身体，却拼命地纵情肆意挥霍，未能加以善待保养。在饮食上无所节制，大鱼大肉地吃，任由油腻的脂肪塞满血管。玩到深夜还不休息，仍通宵续摊、喝酒、打牌、唱 KTV。直到身体操劳过度，进了医院才知道事态严重，但往往为时已晚。

"有病看医生，平日重养生""今天不养生，明天养医生；今天不保健，明天养医院"，许多人平日不重视养生保健，不爱惜自己的身体，在不当的使用下，最后身体不堪负荷而生病。生病后病急乱投医，甚至花了大把的钱财，购买许多号称能治疗癌症或其他重症的药品及保健品，最后弄得倾家荡产，还是回天乏术。而有些人生病后，家人为了照顾患者而身心俱疲，有句俗话说："一人中风，全家发疯"，实在是道尽患病后，家人需要长期照护患者的辛酸与悲哀。

若能每天花半小时，选几样保健功法，确实地实践锻炼，再加上坚持正确的养生观念，善待自己的身心，这就是最好的养生投资。除了在前文第五篇的第三部分按摩合穴的功效中所提到的，可多按摩这些肘膝周围的合穴外，还可以练习实践以下的保健功法。这些功法可作为治疗上的配套措施，借由患者平日的保健锻炼，以加速复原及加强其自身的免疫力。

每一项保健功法的操作时间，都在 10～20 分钟。由于现代人的生活步调匆忙，闲暇时间也很有限，所以读者只需选择适合自己的一两项保健功法操练即可，但重点是需要坚持实践。作者常向患者说"Doing something is better than doing nothing"，有做总比没做好。当然，若自己的时间较为弹性，每天可重复做几次，或操练不同的养生功法，效果当然会更加理想。可制作一张养生保健表格，将所要操练的功法写在表格上，今天有执行的话就打勾，并请家人或朋友见证签名以作为监督，这样可能较有办法长期坚持，才不会虎头蛇尾，而不了了之。

1. 平甩功

作者经常会要求患者做平甩功（甩手功）的锻炼，若是由于肩膀肌

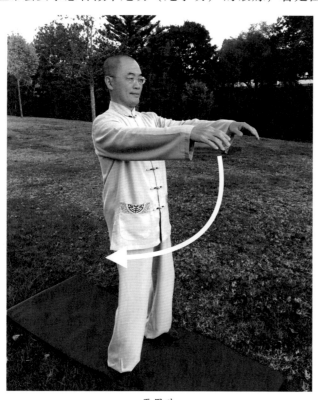

平甩功

肉紧绷僵硬，所导致的肩颈酸痛或头面部症状，都可透过平甩功及搭配麦袋热敷肩膀，以松解肩颈肌肉。当肩膀肌肉较为放松之后，气血就容易上行至头面部，许多头面部症状，如失眠、头痛等问题，就能得到改善。

有一位男性患者因下颚关节紧绷就诊，他的工作为马术师，要经常进行赛马比赛，由于压力的关系，经常习惯性地咬紧牙关，肩膀也是非常僵硬，晚上睡觉时又有磨牙的习惯，所以导致下颚关节长期紧绷。作者要求他要经常做平甩功，晚上睡前要多按摩下颚，并热敷肩膀及下颚。

网络上已经有许多介绍平甩功的视频，作者就不多加赘述，但要提醒读者的是，在做平甩功时，身心都要放松，面带微笑，并在意念上与天地联结，才能达到最好的效果。如果只是将它当作是工作进行操练，面无表情且身体僵硬，可能无法得到理想的效果。

2. 轻柔刮痧或拍打肘膝、腋下

平日也可在四肢、肚腹、背部轻柔地刮痧，针对体质强健且气血能量充足的人，刮痧手法可稍微重些，刮痧后通常会立觉舒畅。若能量不足或年老体弱之人，刮痧手法则需轻柔，不要求刮出痧象，刮痧后也可能会出现头晕、疲倦等现象。气血能量不足的患者，刮痧后需要休息，视情况可吃些补气之物，如人参、黄芪、枸杞等，均有所助益。

刮痧的作用，在于清理因气机不畅而瘀积在身体底层的毒素，就如同流水虽然不断地流动，但底部深层的淤沙、烂泥巴、石头、垃圾，依然滞留在河床上，必须要搅动河水并挖掘底层，才能使这些长期堆积的淤积物浮至水面，并被流动的河水带走。

有些气血较弱之人，在刮痧的过程中，一开始不容易出痧，隔几天再刮痧时，痧象渐出，随后再刮痧时，痧象大出到最后痧象减少；而有些体质强健但痧象较重之人，刮痧后的痧象，可见许多暗红色或紫色瘀点，浮现在皮肤表面，甚至会出现紫色小团块。一般而言，当出痧时，痧象会停留在皮肤表面三到五天，然后会淡化消失。一开始刮痧时的疼痛感会较强

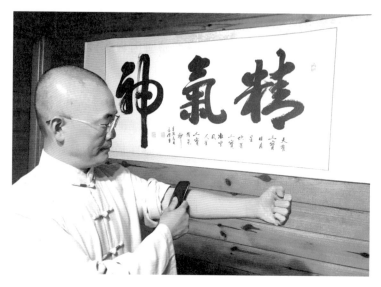

手肘刮痧

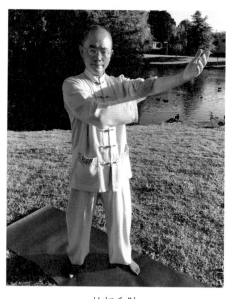

拍打手肘

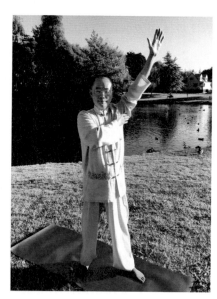

拍打腋下

烈，之后随着毒素减少时，刮痧的疼痛感就会大为减轻，这是一种加速身体新陈代谢的好方法。

作者有时也会使用刮痧之法帮患者解除疼痛，有一位患者就诊时，有偏头痛、失眠、眩晕、肩膀痛等症状。试想，若看西医，要吃多少西药加止痛药，但作者只在该患者的肩颈刮痧，短短几分钟后，患者顿感舒畅，其症状均大为改善。该患者因其肩颈气血循环不良，而使肩颈肌肉僵硬，导致血管被压迫，血液无法顺利上达头部，透过刮痧疏通后，气行则血行，气滞血瘀的现象得到疏通，自然所有症状就能得到缓解。

除了刮痧外，也可在肘膝、腋下等关节部位，进行适度的拍打。关节处如同是出入的关卡一般，为气血容易堵塞之处，所以可在肘膝、腋下关节做适度的拍打，此即"拍痧法"。在拍打过程中，可能会觉得有刺痛感，痧象出来时，会有暗红色或紫色瘀点，有时甚至会出现紫色团块。拍打力道要适中，无须太重，能出痧即可。要注意的是，此法孕妇慎用。

3. 拍打丹田

除了拍打肘膝、腋下的位置外，下腹部丹田也是一个非常适合拍打的位置。以养生保健法而言，拍打的力道不宜过重，拍打的区域，在肚脐下的下腹部。读者要注意的是，吃饱饭后不宜拍打，孕妇不可拍打。

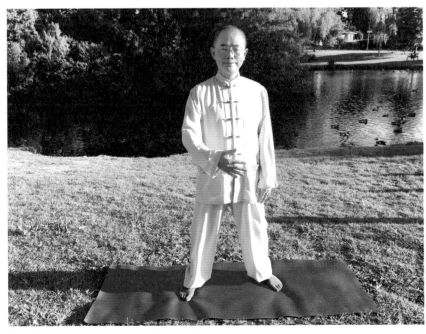

拍打丹田

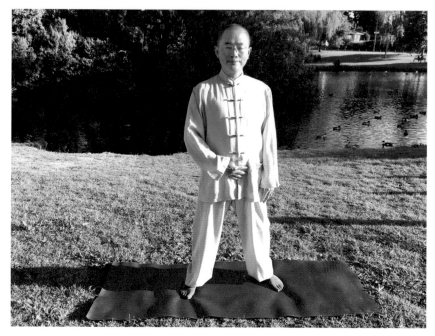

拍打丹田

丹田是下腹部的能量中心，道家练气有"气沉丹田""气聚丹田""意守丹田"等说法。拍打丹田可强化下腹部的脏腑功能，有舒筋活络、加强气血循环等功能，也有助于妇科及生殖泌尿系统等问题。此外，也有益于肠道蠕动、缓解精神压力、帮助瘦身减肥及加强免疫力等，可说是好处极多。

这是一种简易的养生功法，不会受限于场地或时间，可采取站姿、坐姿、仰卧，甚至走路散步时也可拍打。不过拍打时会发出声响，最好是选择在室外空间，以不会影响旁人的观感为原则。若不方便拍打，则可改以按摩的方式进行。

4. 以胫骨压小腿或按摩小腿

作者经常会要求患者要以胫骨压小腿，目的在增强下肢的气血循环，操作方法如下：

A. 先屈右膝，呈跪姿，再将左腿的胫骨置于右腿的小腿肚上。

B. 握住双拳，置于两膝盖旁，以控制身体的重量。

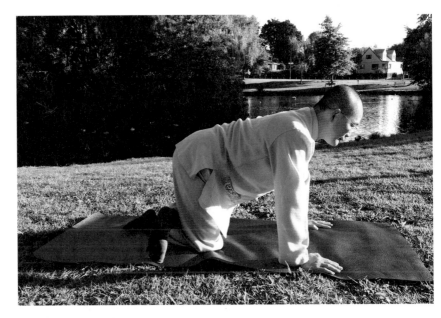

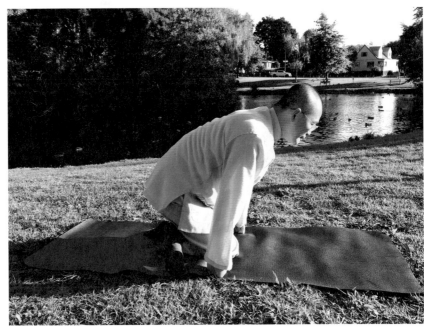

C. 将身体的重量透过臀部压在左腿上，则左腿的胫骨会直接加压在右腿的小腿肚上，右腿的小腿肚通常会感到非常疼痛。若是没有太大的感觉，则要调整左腿胫骨的角度，有痛感才是代表压得到位。

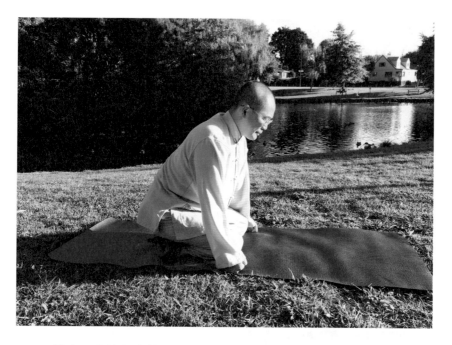

D. 借由双拳控制身体往下压的力道，若是右腿太痛，则双拳应将身体略微撑住；若是疼痛感不大，则可放松拳头，让身体的重量直接下压在右腿的小腿肚上。

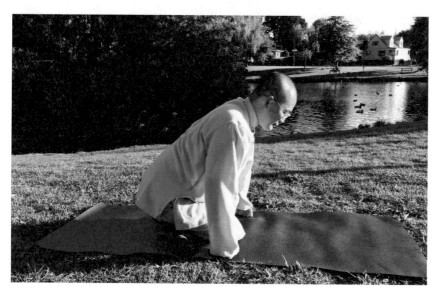

E. 将左腿的胫骨由右膝的后方开始下压，再慢慢地将左腿的胫骨依

序往下移动。在下压的过程中，慢慢吸吐，每个区段维持半分钟，也可改变按压的角度，全面刺激右侧足三阴经与膀胱经，由右侧膝盖的后方，依序下移至跟腱的位置。

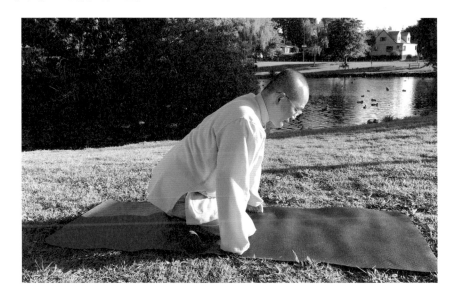

F. 换边进行，改以右腿的胫骨置于左腿的小腿肚上，依前法进行。

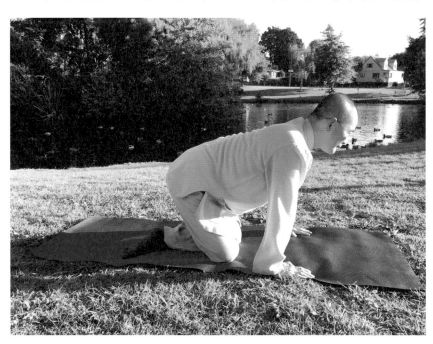

以胫骨压小腿或按摩小腿，这个方法可以采用不同的角度，按压到足三阴经及膀胱经。疏通小腿的气血循环，对血液的回流起到相当重要的作用。有一说法提到，小腿是人体的第二个心脏，因为小腿肚的肌肉，会像泵一样，协助将血液运送到全身各处。由于人是直立的动物，血液由心脏泵出后，会随着重力往下流，但要回流到心脏进行循环并不容易，必须要能抗重力，所以在小腿肚这个区域的血液循环及肌力，就相当重要。

以胫骨压小腿，可以非常全面且深层地松解紧绷的小腿肚，以疏通人体的气血循环。中医提到"气行则血行"，人体的气血循环流畅，自然气血充足且新陈代谢良好。但如果小腿肚的血液循环不好，血液不能顺畅地输送到心脏，则循环全身的血液流量也会减少，就会形成代谢缓慢、毒素累积，恶性循环下，会导致气血能量不足与气滞血瘀，而产生各种病痛。

以胫骨压小腿，可疏通足三阴经和膀胱经，自然可以调理这些经脉气血堵塞及能量不足的问题。时常按压小腿，可改善肠胃问题、肝气郁滞、肾气不足、腰酸背痛、腰肌劳损、腿痛、肩膀痛、头痛等症状。

临床治疗上，跟腱疼痛的问题，通常也是因为小腿肌肉长期紧绷，而导致牵拉到跟腱所致。以胫骨压小腿，可有效地放松紧绷的小腿肌肉，而缓解跟腱的疼痛。

有些患者的跟骨痛，也是由于小腿腓肠肌紧张而牵拉到跟腱，而后跟腱又牵拉到脚跟骨所致，所以重点一定要把小腿的肌肉放松。

在压腿时，要配合呼吸吐纳法，往下压时，需吐气以减缓疼痛，人在吐气时就是身体较为放松时。下压时吐气，而胫骨稍上提时吸气，要反复往下压及放松的动作。臀部可坐在另一条腿上，以增加下压的力道，并用双拳撑住身体的重量，以调节下压的力道。

有些患者的膝盖有问题，无法跪在地上，不方便操作以胫骨压小腿的方法，则可坐在地上或椅子上，将膝盖略为打弯，按摩膝下足三阴经、膀胱经及骨缝处。

5. 吐纳调息

人没有食物和水，可能还能存活几天，但若是没有氧气，可能只能活几分钟，可见氧气及呼吸对生命的重要性。中医提到"气行则血行，气滞则血瘀""气为血之帅，血为气之母"，气能带动身体中的血液循环，而气是透过呼吸而进入体内。呼吸方式，简单的分类，可分为"肩式呼吸""胸式呼吸""腹式呼吸"。

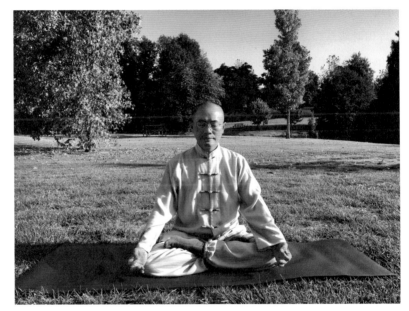

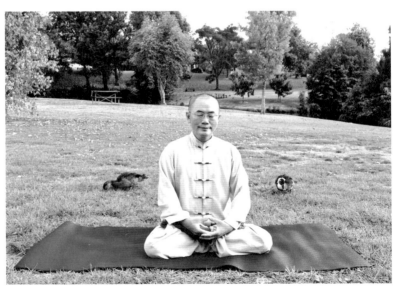

吐纳调息

"肩式呼吸"是最没有效率的呼吸法，通常是人在情绪紧张时的呼吸方式，会呈现肩膀耸动、呼吸急促。而"胸式呼吸"则是一般人所使用的呼吸方式，但是效率还是不够好，许多氧气并未被充分地利用，吸入后立即又被排出。而"腹式呼吸"，即"丹田呼吸法"，这是高效的呼吸方式，可增强全身的气血能量，也可缓解紧张压力。

"丹田呼吸法"有多种吐纳呼吸的方式，作者一般是建议患者采用自然的吐纳呼吸方式，以缓和均匀微细的气息吸吐，千万不要急促地大口吸气，会导致头部胀痛。练习时先吐气，不要求全部吐尽，以舒适为原则；吐气后再吸气，也不用吸到极限，同样地，也是以舒适为原则；吸气后再屏气凝神，也不用秉住呼吸到极限，一切都是以自然舒适为原则。对一般人而言，这种方法最简易，有利于持续地练习，并且可随时随地地练习。在银行排队、在咖啡厅等人，随时随地都可以练习，不会因为等待而感到枯燥无聊浪费时间，当然最好是在空气好的地方练习。

6. 赤脚踩草地

现代的都市人，住在公寓大楼中，且总是穿着鞋子，很少有与大地直接接触的机会，也因而衍生了许多文明病，有人甚至认为胶底鞋并不是好的发明，因其阻绝了人体与大地联结的缘故。

赤脚踩在地上，就是在接地气，这是一种来自大地疗愈力量的自然疗法，会令人觉得身心舒畅，身体可吸收大地的负离子，以中和体内多余的正离子。

负离子对人体的助益甚大，森林中或瀑布旁的空气相当清新，是因为这些地点有许多负离子的缘故。我们也许无法经常接近森林或瀑布，但每天可花个 20 分钟，到邻近的公园散步一下。透过赤脚踩在草地上，可改善时差、过敏发炎、身体疼痛、容易疲劳等症状。也可疏解精神压力、增进睡眠质量、促进血液循环而增加免疫力。

在天气好时，可多在草地上赤脚行走，同时也将头脑放空，配合上轻松的深呼吸，走 15～20 分钟，对健康就能有所助益。需要注意的是，不要在清晨时分，草地上还有着寒凉的露水时就去踩草地；也不要在晚上气

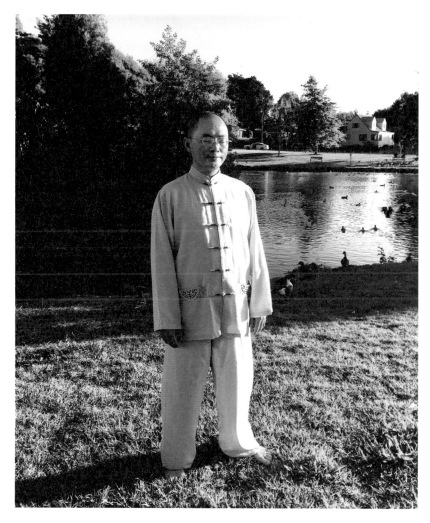

赤脚踩在草地上

温较低，或冬天气候寒凉时，赤脚行走草地，会容易造成阴寒之气侵入体内，反而会不利健康。赤脚行走时，要选择松软、平整的土壤地或草地，并要注意地面上有无玻璃、钉子、小石头等物品，以免造成脚底受伤。

7. 用麦袋热敷

有许多人喜欢喝冷饮，而造成脾胃虚寒。而有些人是属于"上热下寒"的体质，容易口干舌燥，但也常拉肚子，或大便不成形。读者可以摸摸自己的肚子，感受一下腹部的温度，如果不是温暖的感觉，反而是凉

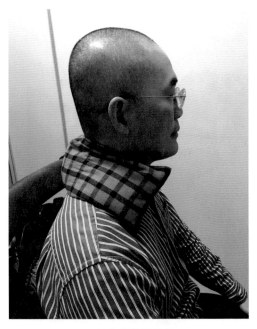

以麦袋热敷肩颈

凉的感觉，那就是代表下焦虚寒。通常会有频尿、下肢腿冷、容易腹痛、严重经痛、妇科疾病、尿道发炎、不孕等症状。

针对这些症状，除了以中医治疗外，也可使用麦袋在肚脐或下腹部热敷，这也是作者经常建议患者所使用的保健方法。在上述的诸多症状中，只要是患者的腹部摸起来是凉的，都可以使用麦袋热敷的方式，即使是如尿道发炎看起来像是热证的病症，也都可以使用此法。

西医在治疗尿道发炎时，会以抗生素治疗炎症，但抗生素是寒凉药，许多患者在服用后，经常会感到肠胃不适。其原因是这类患者的肠胃及下腹部，原本已经虚寒，再服用抗生素后会更加虚寒，尿道发炎的病情也会反复发作而无法断根，甚至有可能会进一步地恶化，这是因为伤了元气之故。

中医辨证要先辨识疾病的阴阳属性，许多妇女的尿道炎，是属于下焦虚寒所造成的"真寒假热"现象，所以千万不要被疾病的表象所迷惑，也不可被西医的诊断病名牵着鼻子走。若患者被西医诊断为"炎症"，而中医也跟着西医的诊断，以寒凉药治疗"炎症"，这就是忘了中医的根本，只是一个半吊子的中医。中医诊断在望、闻、问、切四诊合参后，若诊断为下焦虚寒，即使患者是被西医诊断为尿道发炎的"炎症"，仍要以温暖下焦、引气归元的中药方剂治疗，这才是正确的治法。

许多上班族，由于长时间需要在办公室伏案工作，时常会感到肩颈酸痛，也可以使用麦袋热敷肩颈，以促进肩颈及头部的血液循环。

8. 棍棒按摩肚脐

肚脐的能量相当强大，肚脐也是先天能量和后天经脉能量连接的枢纽。胎儿在母亲的子宫中，就是借着肚脐来接收母体的养分。在针法中，也有脐针疗法，借由在肚脐的脐壁上扎针可治百病，可见这个位置的重要性。

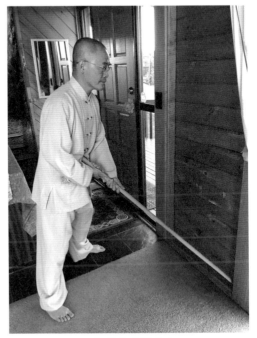

以棍棒按摩肚脐

在养生保健的功法上，可用棍棒按摩肚脐，以棍棒的圆头端顶住肚脐，长棍的另一端顶住墙角，棍棒才不会因滑动而造成危险。用身体的重量去压棍棒的圆头处，压的时候要配合吐纳呼吸。按压时由嘴巴吐气，当略为放松时则由鼻子吸气，反复这个动作。将棍棒沿着肚脐周围顺时针按压一圈，如果有出现压痛点的地方，则需按压久一点。

肚脐周围的痛点处，即为气血不通之处。中医上说："通则不痛，痛则不通"，按摩肚脐周围也有助于推动燥屎，让肠道常保清净。俗话说："若要长生，肠中常清；若要不死，肠中无屎"，养成每天排便的习惯，即保持肠道的清洁极为重要，若宿便堆积不去，会导致将原本应排出体外的毒素，又吸收回体内，对健康的影响甚大。

在作者的诊疗过程中，会用触诊的方式，去按摩检查患者的肚腹，若感觉有如长条形或如羊屎般的结块，此即为宿便。除了可使用"王氏脏腑全息针法"治疗调理外，亦可视患者的体质，采取"通下"的泻法，如使用科学中药平胃散加复元活血汤加少许大黄以泻下通便；对于精神不佳的患者，可加黄芪建中汤以补气；对于能量极为不足或阳虚的患者，需先温补气血，待能量充足后，才可使用泻下之法。

读者要注意的是，刚吃饱饭后，不可使用棍棒按摩肚脐。此外，孕妇禁用此法。

9. 柔和的运动

柔和的运动，如走路、瑜伽、太极等，均有助于气血循环，这些运动对各年龄层都有好处，尤其是更适合 40 岁以上的人群。运动以微微出汗为原则，不可大汗淋漓，出大汗则容易气虚。中医有句话说："气随津脱"，汗流太多，代表津液流失，气也会随着津液脱出。因此，最好是以微微出汗为佳，微微出汗则有助于毛细孔开合，即中医所说的"调和营卫"。

中医有一个桂枝汤证的服药法，如果是外感风寒的患者，有汗出、恶风、发热、舌苔白、不口渴、脉浮缓等症状，若经诊断为风寒表虚证，一般会开立桂枝汤治疗。患者除了服用桂枝汤的汤药外，在服药后要喝热粥及盖上被子，取粥的热力让身体微微发汗，微汗发出后，病就好了。但重点是不能大汗淋漓，如果大汗淋漓，病反而不会好，因为不但会"气随津脱"，而且也无法达到"调和营卫"的效果。以上即说明稍微发汗对人体有益，大汗淋漓则不利于身体健康。

在养生运动的选择上，以轻柔和缓、能意气相随者最佳，作者通常会建议做"太极气功十八式"，这种功法不分男女老幼都可以操作，而且非常简单，有兴趣的读者，可在网络上搜寻相关的教学视频。

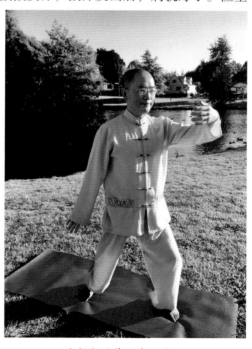

太极气功的马步云手

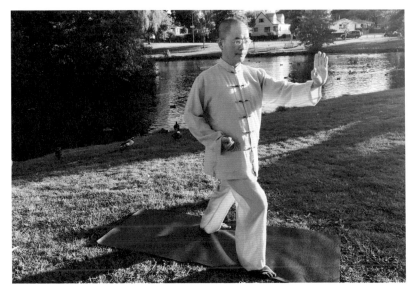

太极气功的转腰推掌

　　如果可空出较多时间操练养生功法，可以先将"太极气功十八式"作为暖身，再来做瑜伽伸展，就比较不会受伤。另外也建议喜欢静坐的读者，先做完太极、瑜伽后再来打坐，效果会更好。若只着重盘腿打坐，而没有配合一些动功，则容易会产生下肢气血液循环不良的症状。对于经常颈肩酸痛的人，可以做瑜伽的兔子式、肩立式、犁锄式；而经常腰酸背痛的人，可选择瑜伽的猫式、眼镜蛇式来做伸展。

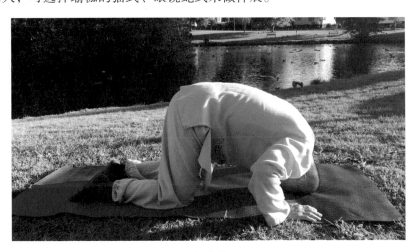

　　　　　　　　　　　　　　　　　兔子式

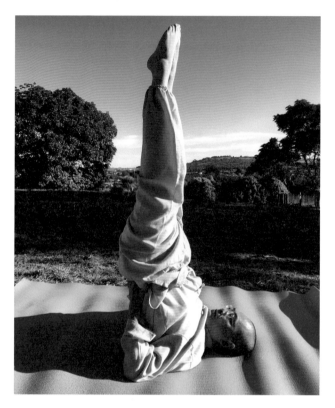

肩立式

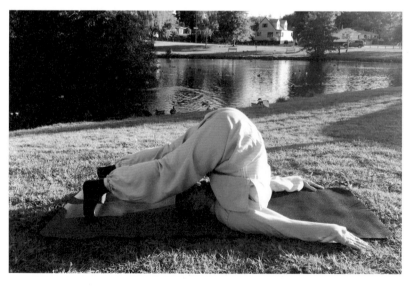

犁锄式

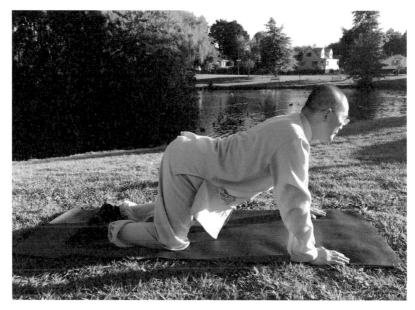

猫　式

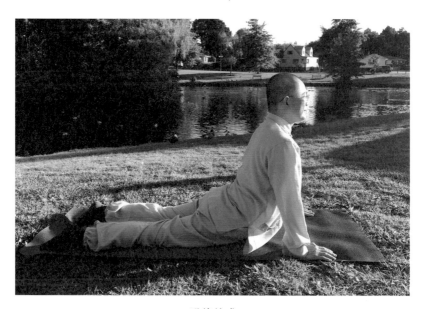

眼镜蛇式

　　瑜伽的养生功法，以简单能达伸展效果的姿势即可，如分腿前弯式或扭背式的动作，以伸展肌肉软组织，无须选用难度高的体位法，重点是在做该瑜伽姿势时，要配合上正确的呼吸法。

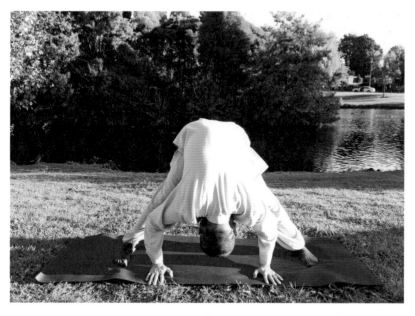

分腿前弯式

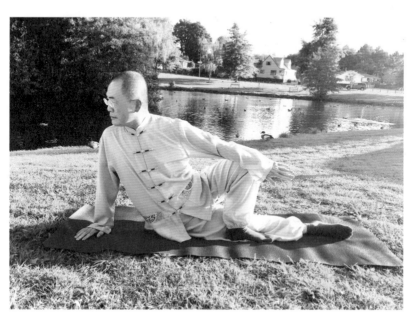

扭背式

做伸展拉筋时需吐气，因为吐气时身体是处于放松的状态，做伸展拉筋的动作较不会受伤。有些人做瑜伽受伤的原因，除了是由于没有暖身外，就是因为没有配合呼吸吐纳而硬做伸展拉筋所致。有些缺乏经验的瑜伽老师，甚至会硬压学员而导致学员受伤，这都是由于不按理法操作而产生的运动伤害。

以上已经介绍了许多可以锻炼的保健功法，读者可选择其中的一两项坚持锻炼即可。作者通常只会建议患者操练两三种简单的功法，最重要的是要能持之以恒，不然学得再多而不实际操练，也只是沦为知识理论，对强化身体的免疫力并没有帮助。

第十一篇

结论

汉朝医圣张仲景在其著作《伤寒杂病论》的序文中提道："怪当今居世之士，曾不留神医药，精究方术，上以疗君亲之疾，下以救贫贱之厄，中以保身长全，以养其生。但竞逐荣势，企踵权豪，孜孜汲汲，惟名利是务，崇饰其末，忽弃其本，华其外而悴其内，皮之不存，毛将安附焉。卒然遭邪风之气，婴非常之疾，患及祸至，而方震栗，降志屈节，钦望巫祝，告穷归天，束手受败，赍百年之寿命，持至贵之重器，委付凡医，恣其所措，咄嗟呜呼！"

医圣张仲景的这一段话，就是在说明当时的读书人，不明白学医可以"上以疗君亲之疾，下以救贫贱之厄，中以保身长全，以养其生"，只想要攀附权贵追逐名利，而不愿意研究医药方术之道。但当身体出了严重的毛病时，才吓得不知所措，而病急乱投医，真是令人感到悲叹！

但真想学医，要学习什么法门？要向哪位老师学习？这也是一个必须要思索的问题。作者记得在 20 年前，作者还在台湾地区担任高中语文老师时，想系统性地学习中医的理论及针法，根本不知道要去哪里学。后来经由友人介绍，有老师在台中做中医教学，因此作者每星期日早上五点在高雄坐巴士，九点多抵达台中，再走路到老师的家里学习，下午五点再从台中返回高雄，如此持续了约一年的时间。后来又学习针刀技术，再到北京参加国际针灸医师考试。移民新西兰之后，到新西兰中医学院（NZC-CM），正式学习了四年的中医及针灸。回想一路上的中医学习，可说是充满着各种刻苦的挑战，这期间购买了数百本中医及针灸的书籍，也花费了不少学费参加各种针法学习班，不断地充实研究着中医各领域的学问知识，慨叹中医实在是博大精深，学无止境。

现今这个时代的网络管道盛行，对有志学习针法者而言，想学习一门针法已非难事。在目前针灸界较通行的各种法门中，有传统针法、腹针、脐针、头皮针、腕踝针、谭氏平衡针、董氏针法等，各有其特殊的针法理论及操作特点。

虽说治病的方法越多越好，但人的生命时间与精力都有限，若想要在针法上有所精通，最好还是择一与自己相契合的法门专精，日久熏习，不断地体悟实践，并与师父的心意相通契应，才能有所成就，炉火纯青而臻于至善。

"王氏脏腑全息针法"，虽是作者所发明，但其中也有着许多针法前辈们的智慧结晶。作者对这些针法前辈大师，怀着景仰感激之情，"哲人日已远，典刑在凤昔"，针法前辈大师虽已仙逝，但他们的风范，与为针法界及世人所做的贡献，实令人铭感于心。作者除了效法学习他们的精神及意志力外，也希望借由这套针法的传播，能造福更多人。

读者若想深入研究"王氏脏腑全息针法"，也可多研读与体悟在传统针法、谭氏平衡针法、董氏针法中，与本针法相关的理论精义。且需对这些针法前辈大师，对针法学理与方法所做的贡献心存感激，切不可自满于只用这简单六穴就可治疗全身问题，而不愿意再深入地去体悟思索研究相关的理论精义。若只知道这几个穴位，而对相关的针法及经脉要义一概不知，也仅算是个针刺匠，而非大医者之所为。唯有深刻地修习基本功法，才能对这套"王氏脏腑全息针法"产生深厚的信心，且将其发挥至极致。

"艺高人胆大"，唯有"艺高"，人才会"胆大"，而其中的"信心"，占了极大的因素。若对本针法有信心，在治疗过程中，遇到瓶颈或治疗效果不佳的情况下，可再反复研读本书，找出原因，就能更上一层楼。而若遇到瓶颈或治疗效果不佳的情况下，就开始怀疑这套针法的效用，而急于改用别种针法方式，或又赶忙在疼痛处再加上几针，那只能说是与本针法无缘。

"信心"对于学习任何一门新的针法，都是至关重要的因素。若学习者下定决心要学习本针法，在平日的针法治疗中，则需以本针法的理论作为治疗的核心思维，也要严格遵守本针法的操作法则。

在治疗疾病时，若一方面想使用本针法的方法，但一方面又不断地想到在传统针法或是哪种特殊针法中，有哪些"经验穴"可以治疗该疾病，如此三心二意，终究还是难以领悟本针法的精髓，这是因为无法放下过去的知见所致。有时反而是没有针法基础的学习者，可学习得更快，这是因其没有先入为主的观念，在老师的教导下，见到立竿见影的治疗成效后，就会欢喜地"信受奉行"。

想对本针法深入学习的读者，也可在网络上搜寻"王氏脏腑全息针法"，可找到作者所制作的视频，可与本书做互相参照。祈愿这套针法，能帮助世上身陷疾病苦痛之人离苦得乐，得身心康宁。

常见问题解答

1. 使用"王氏脏腑全息针法"是否讲究扎针顺序？

使用"王氏脏腑全息针法"时，不须讲究扎针顺序，以患者的体位、穿着及个别状况决定扎针部位。

2. 使用"王氏脏腑全息针法"是否讲究补泻手法？

使用"王氏脏腑全息针法"时，不须讲究补泻手法，也不用讲究迎随逆经顺经，也不用飞、啄、烧山火、透天凉等特殊针法。但对痛症的治疗，强调要做到通气破结。

3. 使用"王氏脏腑全息针法"是否需要结合放血疗法？

使用"王氏脏腑全息针法"时，不使用放血疗法，因为卫生安全的考量，以避免交叉感染，但可结合刮痧、拔罐以作为辅助疗法。

4. 为何"王氏脏腑全息针法"的合穴倒马针法只用两针？

在使用"王氏脏腑全息针法"时，因为有合穴能量之故，合穴倒马针通常只要扎两针，就会产生良好的疗效。有时需同扎两三条经脉，若一条经脉就要扎三针，总体的针数会太多。

若只需扎一条经脉做平衡，作者通常只会扎两针，若有需要的话，可将针尖略为提起，朝向其他的角度针刺，进行通气破结即可；或在该平衡经脉旁，再另加一组合穴倒马以协同治疗。

此外，一组合穴倒马固定扎两针，针数永远是偶数，可清楚地掌握针数，以避免忘记起针，或因患者改变体位，而导致针掉在地上未能发现等状况。

5. 在肘阳六针、肘阴六针、膝阳六针、膝阴六针这四种组合中，哪种组合最好用？

每一种组合均可使用，但作者平日较偏好使用肘阳六针的组合，因为更有利于操作通气破结针法，亦可深刺，且能让患者以动气针法活动患部；作者也常使用膝阴六针，一般是使用在治疗脏腑病，无需使用动气针法时。

扎肘阴六针深刺时，易刺激到正中神经，恐会引起麻电的不悦感；扎膝阳六针时，患者需要采取侧躺的姿势，如果患者仰躺时，则不易扎其膀胱经的委中合穴倒马。

6. 在肘阳六针、肘阴六针、膝阳六针、膝阴六针这四种组合中，如何决定在什么情况下，要选择哪种组合？

一般而言，作者经常会使用肘阳六针，以方便结合动气针法。不过，还是要依据患者的实际状况而决定。需检视疼痛的部位是在上肢或下肢，是在单侧或双侧，如患者有双侧手臂疼痛的症状，就要选用下肢的膝阳六针或膝阴六针治疗。又如需考虑患者的衣着状况，如患者就诊时，若穿着紧身牛仔裤，则以扎上肢为原则。

此外，要考虑到患者的体位，需选择卧姿或坐姿，及是否要使用动气针法。若患者有腰痛，而医者想结合动气针法，则应扎上肢。否则，扎了下肢后，患者就无法走动与活动腰部。若患者有晕针倾向，则应采仰躺的仰卧体位扎针。

若是患者的能量低弱，除了要治疗痛症外，同时也需要提升其气血能量，则可考虑扎其手足三阳经，因为三阳经包括阳明经，阳明经为多气多血的经脉。若是治疗妇科病，则可以膝阴六针为主，这是由于肝经通过生殖器的缘故。肥胖的患者亦适合扎膝阴六针，若诊疗床不大，选择膝阴六针，患者躺在诊疗床上，双手不会产生局促感。

7. 什么时候需要采取长针深扎？

在治疗上，作者一般是使用 0.25 mm×40 mm 的针，即一寸半的针。但在以下的三种情况，会使用 0.30 mm×75 mm 的针，即以三寸针深刺。

第一种情形是患者较肥胖，肌肉较丰厚；第二种情形是想达到透刺效果；第三种情形是在患者的经脉中部层次，并未探测到气结、筋结。

8. 哪种类型的患者需深刺?

久病、气结较深、体型较大或能量略低的患者均可深刺。但若能量太低者则不宜深刺，以免造成晕针。

深刺时除了要避免晕针外，若要改变患者姿势时，要先将针提至皮下浅表处，让患者改变姿势后，再将针重新刺入，并要避免扎到骨头。

9. 如何避免在使用通气破结针法时扎到骨头?

扎针时要注意针下的感觉，通气破结要通破的是筋结或气结等软组织，扎在软组织上的感觉，不同于骨头硬邦邦的感觉。进针探刺时的动作不可过大，针下感觉有硬物时，要辨识清楚，不可贸然提刺。

10. 如何决定拍打引气的位置，及拍打的力度?

对于痛症的拍打，是轻拍或轻敲患处，以轻拍为原则，不可大力拍打，而且是在患处没有伤口的前提下进行拍打。若患处有伤口，则可在离伤口 5 cm 以上的位置处进行拍打。若患者有瘙痒症状，如花粉症有眼睛痒、鼻子痒等症状，则可轻敲眼眶、眉毛与鼻子，将气引至患处。

若是如高血压、糖尿病等属于全身性失调的疾病，患处并没有特定的位置，则可轻拍肚脐或丹田，引气归元即可。身体会做自我修复，就如同我们每天吃下食物，也无须告知身体该将养分送至何处，身体会自行调节。

11. 针毕患处不痛了，是不是表示已经痊愈了?

扎针后即使疼痛感消失，并不代表问题全好了，要鼓励患者要根治问题，不只是治痛症，最好要能断除病根，才不易复发，不要只看到冰山的顶部，也要了解冰山的底部有多大。

作者检测治愈痛症的标准如下：第一，患者自觉疼痛感消失；第二，以正常的力道按压患处时，患者不感到特别疼痛；第三，在患处局部刮痧或拔罐的痧象正常。符合以上三个条件，即代表已经痊愈，可结束治疗。

12. 使用"王氏脏腑全息针法"时，是否可结合其他的辅助疗法?

作者并不反对结合使用其他如刮痧、拔罐之类的辅助疗法，但若在学习本针法的初期阶段，最好只专注且单一地运用本针法的理论与操作法，才能对本针法的理论及应用有较透彻的理解，否则什么治疗方法都用，最后还是不了解到底是哪种治疗方法起到效用。

专一地运用本针法，方能领悟"王氏脏腑全息针法"的精髓，也才能产生信心。待熟习本针法后，若因为某些原因，需要再加上其他的辅助方法时，也不会混淆治疗上的主轴。

13. 使用"王氏脏腑全息针法"时，是否可结合其他的针法或穴位?

每种针法若能学到极致，治疗的效果应该都会不错，学习者初期可以广泛地学习各种针法知识，但重点是最后要选择一门专精，一门深入，日久熏习。使用"王氏脏腑全息针法"时，不可结合其他的针法，否则会造成治疗思路上的混乱。

使用针法的自信感，是来自于对该针法的理论与操作，有着充分且深入的认识与体悟，掌握之后就会产生自信感，才不会一下子使用这种针法，一下子又使用其他针法，反而会"鼯鼠五技而穷"。

操作"王氏脏腑全息针法"时，不要加上其他的穴位，必须坚持以合穴倒马针不断地实践体会，才能真正精通领悟本针法的精髓。

14. 如何判断在治疗效果不如预期时，到底是患者的问题，还是医者自身技术的问题?

当治疗效果不佳时，首先要再次确认诊断与所选取治疗的平衡经脉无误。若上述均无问题，就要调整针刺的角度与深度，再配合"王氏通气破结针法"，针刺时要确认气结及筋结的范围及其阻滞程度，确实做到通破气结。

此外，要再次确认患者的疾病史，如若换过人工膝盖关节，局部的手术瘢痕会阻断经气的运行，可能会影响疗效。又如患者的身体有结构性的改变，如关节已经病变肿大变形，治疗的效果会较差。又或是患者长期服用西药，由于其身体已经对西药产生依赖性，自我修复及治疗的效果也可能会较差。此外，患者的人格特质亦会影响疗效，若患者容易抱怨不友善，或是特别紧张，在治疗过程中无法放松，疗效可能也会不佳。

唯有对"王氏脏腑全息针法"的信心十足，并不断地实践体悟，方能将此法运用自如。面对治疗的成效不佳时，则要找出并解决其潜在的病因，方能达到良好的疗效。

15. 当已经了解同扎三阴经或三阳经即可平衡全身经脉时，为何还要熟习掌握谭氏平衡针法、董氏针法、传统针法与"王氏脏腑全息针法"相关的理论呢？

若能熟悉这些理论精要，方能对本针法深具信心，在治疗疑难杂症的患者时，才不会慌乱，即使面对疗效不佳的状况时，也较易找到解决之道。熟悉平衡法，是为了提升"精准辨证"的功力，在面对某些较严重的患者时，可在所选取的平衡经脉旁，再多加一组合穴倒马，以提升疗效。而在治疗简单的痛症上，则不需要同扎三阴经或三阳经，不只是可以省针，也代表了对经脉平衡的精确掌握。

只要能真诚地尊敬所学，就能得到更多灵感的启发与良好的反馈。

图书在版编目（ＣＩＰ）数据

六穴疗疾之道：脏腑全息针法图解 ／（新西兰）
王信宜著. — 长沙：湖南科学技术出版社，2024.5
　　ISBN 978-7-5710-2684-4

Ⅰ．①六… Ⅱ．①王… Ⅲ．①针灸疗法 Ⅳ．①R245

中国国家版本馆CIP数据核字(2024)第016913号

LIUXUE LIAOJI ZHI DAO —— ZANGFU QUANXI ZHENFA TUJIE

六穴疗疾之道——脏腑全息针法图解

著　　者：[新西兰] 王信宜
出 版 人：潘晓山
责任编辑：杨　颖
出版发行：湖南科学技术出版社
社　　址：长沙市芙蓉中路一段416号泊富国际金融中心
网　　址：http://www.hnstp.com
湖南科学技术出版社天猫旗舰店网址：
　　　　　http://hnkjcbs.tmall.com
邮购联系：0731-84375808
印　　刷：长沙玛雅印务有限公司
　　　　　（印装质量问题请直接与本厂联系）
厂　　址：长沙市雨花区环保中路188号国际企业中心1栋C座204
邮　　编：410000
版　　次：2024年5月第1版
印　　次：2024年5月第1次印刷
开　　本：710mm×1000mm　1/16
印　　张：17.25
字　　数：230千字
书　　号：ISBN 978-7-5710-2684-4
定　　价：78.00元